Estimulação da Linguagem e da Memória

Thieme Revinter

Estimulação da Linguagem e da Memória

Treinamento Prático

Volume 4

Marjorie B. Courvoisier Hasson
Fonoaudióloga pelo Instituto Cultural Henry Dunant, RJ
Especialização em Linguagem pela Universidade Estácio de Sá, RJ
Psicomotricista pela Sociedade Brasileira de Psicomotricidade do Rio de Janeiro, RJ
Psicomotricista Relacional pela Associação Internacional para a Comunicação e Relação –
Rio de Janeiro, Argentina e Itália
Curso de Aperfeiçoamento para Licenciamento em Disfonias Neurológicas – Método Lee
Silverman Voice Treatment – Ellis Neurological Voice Treatment Foundation – Denver,
Colorado, EUA
Especialização em Voz pela Universidade Estácio de Sá, RJ
Especialização em Voz pelo Conselho Federal de Fonoaudiologia
Ex-Sócia-Fundadora da Associação Parkinson do Rio de Janeiro (hoje extinta)
Sócia da Associação Carioca de Parkinson, RJ
Especialização em Gerontologia pelo Centro de Especialização em Fonoaudiologia Clínica, RJ

Jussara Engel Macedo
Fonoaudióloga pelo Instituto Cultural Henry Dunant, RJ
Especialização em Psicomotricidade pela Sociedade Brasileira de Psicomotricidade do
Rio de Janeiro, RJ
Curso de Formação em Neuropsicologia pelo Centro de Neuropsicologia Aplicada, RJ
Especialização em Voz pela Universidade Estácio de Sá, RJ
Curso de Aperfeiçoamento para Licenciamento em Disfonias Neurológicas da Secretaria de
Saúde do Estado do Rio de Janeiro
Fonoaudióloga Responsável pelo Ambulatório de Neurologia do Hospital Federal
dos Servidores do Estado, RJ

Thieme
Rio de Janeiro • Stuttgart • New York • Delhi

**Dados Internacionais de
Catalogação na Publicação (CIP)**

H355e
    Hasson, Marjorie B. Courvoisier
    Estimulação da Linguagem e da Memória: Treinamento Prático, Volume 4/Marjorie B. Courvoisier & Jussara Engel Macedo. – 1. Ed. – Rio de Janeiro – RJ: Thieme Revinter Publicações, 2018.
    190 p.: il; 18 x 26 cm
    ISBN 978-85-67661-81-0
    1. Fonoaudiologia – Prática. 2. Distúrbios da linguagem – Exercícios terapêuticos. 3. Aquisição de linguagem – Exercícios terapêuticos. 4. Distúrbios da memória – Exercícios terapêuticos. I. Macedo, Jussara Engel. II. Título.

CDD: 616.855
CDU: 616.89-008.434

Contato com as autoras:

MARJORIE B. COURVOISIER HASSON
marjobea@gmail.com

JUSSARA ENGEL MACEDO
jussaraengel@hotmail.com

© 2018 Thieme Revinter Publicações Ltda.
Rua do Matoso, 170, Tijuca
20270-135, Rio de Janeiro – RJ, Brasil
http://www.ThiemeRevinter.com.br

Thieme Medical Publishers
http://www.thieme.com
Capa: Thieme Revinter Publicações

Impresso no Brasil por Prol Editora Gráfica Ltda.
5 4 3 2 1
ISBN 978-85-67661-81-0

Todos os direitos reservados. Nenhuma parte desta publicação poderá ser reproduzida ou transmitida por nenhum meio, impresso, eletrônico ou mecânico, incluindo fotocópia, gravação ou qualquer outro tipo de sistema de armazenamento e transmissão de informação, sem prévia autorização por escrito.

AGRADECIMENTOS

Agradecimento especial a Leonardo Novais Barros, Publicitário e Designer, que contribuiu com os desenhos das páginas 153 a 165.

PREFÁCIO

A continuidade do trabalho com pacientes portadores de doenças neurológicas sempre nos oferece a oportunidade de buscar maneiras de favorecer e facilitar a comunicação destes, da forma mais diferenciada possível. Assim, estamos sempre adaptando, ampliando e desenvolvendo novos exercícios.

Neste novo volume, apresentamos, com muita alegria, o resultado deste nosso trabalho, na expectativa de que possa ser utilizado pelos companheiros de profissão e nossos clientes.

Agradecemos aos nossos clientes, mais uma vez, a oportunidade de caminhar ao lado deles nesta troca tão enriquecedora para todos.

Marjorie Hasson
Jussara Engel

SUMÁRIO

ANÁLISE E SÍNTESE.................................... 1

ANALOGIAS.. 5

ANTÔNIMO.. 6

ASSOCIAÇÃO.. 7

ASSOCIAÇÃO DE VERBOS............................. 10

ATENÇÃO E DECODIFICAÇÃO DA LINGUAGEM ESCRITA......... 12

ATENÇÃO VISUAL.................................... 14

CAÇA-PALAVRAS..................................... 17

CÁLCULOS... 46

CATEGORIAS.. 47

COMPLETAR FRASES.................................. 53

COMPREENSÃO DE LEITURA........................... 56

CONHECIMENTOS GERAIS............................. 60

CORREÇÃO DE PALAVRAS............................. 61

ESCOLHA A RESPOSTA CERTA......................... 62

EVOCAÇÃO.. 63

EVOCAÇÃO COM ANÁLISE E SÍNTESE................... 75

EVOCAÇÃO POR IMAGENS............................ 82

EXPRESSÕES POPULARES............................. 88

FORMAÇÃO DE FRASES............................... 90

FORMAÇÃO DE PALAVRAS............................. 92

FRASES FAMOSAS.................................... 98

INTERPRETAÇÃO DE TEXTO........................... 100

LEITURA E COMPREENSÃO DE TEXTO................... 104

ORGANIZAÇÃO DE FRASES............................ 106

ORGANIZAÇÃO DE SENTENÇAS......................... 108

ORGANIZAÇÃO DE SEQUÊNCIA......................... 111

PERCEPÇÃO VISUAL.................................. 114

ix

POR QUÊ? 119

PREPOSIÇÕES 120

PROFISSÕES E IMAGENS 121

RACIOCÍNIO 125

RECONHECIMENTO VISUAL 127

RELAÇÕES TEMPORAIS 132

RESOLVENDO SITUAÇÕES 137

SINÔNIMOS. 138

SINÔNIMOS E ANTÔNIMOS 141

SUFIXO 142

TRABALHANDO COM MEDIDAS 143

VERBOS 146

VERDADEIRO OU FALSO 166

RESPOSTAS 171

Estimulação da Linguagem e da Memória

🌳 Thieme Revinter

ANÁLISE E SÍNTESE

- **Encontre a palavra com ajuda da definição**

INAGLAH – graças a ela eu tenho ovos = ...

IMECNA – invenção dos irmãos Lumière = ...

OIROSRS – ele alegra o rosto = ...

ASCA – é bom viver nela = ...

AHROCCOR – animal doméstico = ...

PARTIAS – os ladrões do mar = ...

LUTMA – resultado de uma infração = ...

ÃGOFO – pode ser a gás ou elétrico = ...

RANANIS – servem para respirar = ...

CENETRE – não é antigo = ...

RMNOO – não é quente nem frio = ...

CASÉR – ele reinou no império romano = ...

OÇAENTÃ – frente ao perigo se presta = ...

DIANORHNA – ela chega na primavera = ...

SUGAR – dobras que aparecem no rosto = ...

O S A R – símbolo da feminilidade = ...

P A A M S – o mesmo que cartas geográficas = ...

H L A N I – a ligação entre dois pontos = ...

G M A I A – o mesmo que mágica = ...

H C V A E – abre fechaduras = ...

D Í O O L – alguém que é muito admirado = ...

H O N I V – bebida alcóolica = ...

D A P R E – matéria mineral dura e sólida = ...

H S A N E – é utilizada nos caixas eletrônicos = ...

G A Ã O P – o que não foi batizado = ...

Ã N I U O – o mesmo que aliança = ...

U S E M U – onde se encontram obras de arte = ...

I A A X C – recipiente com ou sem tampa = ...

D O I I V N – proveniente de Deus = ...

R G U R A E – luta armada entre nações = ...

L J R O A N – o mesmo que periódico = ...

S L I I G O – o mesmo que segredo = ...

P A A S O T – protege o pé = ...

E S E R A I – o canto dela enlouquecia os navegantes = ...

D S E U C O – arma para defesa de golpes de espada = ...

I J R G A E – templo cristão = ...

C A L D I A – emboscada, armadilha = ...

M T C O A E – astro que possui uma cauda que se estende por
quilômetros = ...

C G O Ó I D – sistema de sinais utilizados numa comunicação = ...

P C A A E L – pequena igreja de um só altar = ...

M E L A I R G – acontecimento admirável, espantoso; feito que não se explica
pelas leis da natureza = ...

M A A S R C Á – disfarce para o rosto = ...

P A E L T N A – astro sem luz própria = ...

H A S I Ó T R I – narração dos fatos ocorridos na vida dos povos = ...

- **Use as letras abaixo para formar palavras**

U O M R = ...

A A L F = ...

A U J C = ...

A A C P = ...

R T I O = ...

D A I V = ...

O C A B = ...

N D O A = ...

L O G A = ...

S O U R = ...

R A B L I = ...

O R C R A = ...

A A L C S = ...

B O C A R = ...

O R R Z A = ...

R B U R O = ...

T A O H A L = ...

C R A A M = ...

OTART= ....

RAHOL= ....

ISASM= ....

AIGUNM= ....

ORADIRC= ....

GROILA= ....

ODIÉMC= ....

BROARD= ....

GBRAIO= ....

APORSA= ....

CAARBÉ= ....

CIDABE= ....

DAOOMC= ....

CBOHACHE= ....

LCOIURC= ....

TMEALA= ....

BOCELA= ....

OFHLA= ....

GRARAAF= ....

ARHELO= ....

RBAUJA= ....

ANALOGIAS

- **Observe a relação entre as palavras da esquerda. A partir daí faça a transformação nas palavras da direita**
  Ex: sol – só/mel – me

mundo – mudo   lindo . . . .

roupa – parou   verde . . . .

mouro – muro   couro . . . .

parente – pente   correio . . . .

parada – parda   manada . . . .

viúva – viva   moído . . . .

cômoda – moda   tomate . . . .

cruz – cru   capaz . . . .

couro – ouro   salga . . . .

falto – fato   calda . . . .

janto – jato   canto . . . .

prado – pardo   brado . . . .

ANTÔNIMO

- **Dê os antônimos:**

Imoral = ...

Ir = ...

Sul = ...

Obrigação = ...

Esfriar = ...

Rápido = ...

Leve = ...

Idiota = ...

Manhã = ...

Respeito = ...

Entardecer = ...

Vender = ...

Suspender = ...

Agarrar = ...

Conter = ...

Obstruir = ...

ESTIMULAÇÃO DA LINGUAGEM E DA MEMÓRIA — TREINAMENTO PRÁTICO

ASSOCIAÇÃO

- **Numere as palavras da direita que correspondam às palavras da esquerda**

1. BANHEIRO		FOGÃO
		REDE
		SOFÁ
		PIA
2. QUARTO		GELADEIRA
		CAMA
		POLTRONA
		MESA
3. COZINHA		VASO
		CADEIRAS
		PLANTAS
		CHUVEIRO
4. SALA		ARMÁRIO
		BUFÊ
		BOX
		MESINHA
5. SALA DE JANTAR		FREEZER
		ESPREGUIÇADEIRA
		TELEVISÃO
		BANHEIRA
6. VARANDA		APARELHO DE SOM
		MICRO-ONDAS
		ESCRIVANINHA

▪ Dia 22 de dezembro é verão

Quais dessas palavras estão relacionadas com o verão? Contorne-as:

tempestade	carnaval	julho
chuva	neve	campo
vento	calor	lareira
sol	ventilador	cobertor
mosquitos	Natal	agasalho
praia	chocolate quente	meias

▪ Dia 21 de junho é inverno

Quais dessas palavras estão relacionadas com o inverno? Contorne-as:

São Pedro	Ano Novo	calor
ar condicionado	lenha	cobertor
guarda-sol	xale	chá
lareira	praia	neve
esqui	gorro de lã	biquíni
cachoeira	havaiana	chapéu de palha
folhas caídas	campo florido	vento
geleiras	banho de mar	piscina
chuva	sorvete	bermuda

ESTIMULAÇÃO DA LINGUAGEM E DA MEMÓRIA — TREINAMENTO PRÁTICO

- **Ligue o local com a ação correta**

O que eu faço?

No café	Eu compro pão
No restaurante	Eu envio cartas
No correio	Eu pego um trem
No supermercado	Eu compro livros
Na estação	Eu estudo
Na estação do metrô	Eu como
No parque	Eu compro mantimentos
Na farmácia	Eu compro medicamentos
Na escola	Eu passeio
Na padaria	Eu durmo
Na livraria	Eu tomo um café
No hotel	Eu pego o metrô
No florista	Eu faço compras
Na piscina	Eu assisto um filme
No banco	Eu compro flores
Na biblioteca	Eu corto meus cabelos
No cinema	Eu compro frutas
No cabeleireiro	Eu retiro dinheiro
No quarto	Eu leio livros
Na loja de departamentos	Eu nado
No hortifrúti	Eu me hospedo

ASSOCIAÇÃO DE VERBOS

- **Numere a segunda coluna com o contrário dos verbos da primeira coluna**

1. almoçar	( ) separar
2. ganhar	( ) desestabilizar
3. juntar	( ) dormir
4. aquecer	( ) jantar
5. dividir	( ) levar
6. receber	( ) chorar
7. trazer	( ) esfriar
8. comprar	( ) perder
9. estabilizar	( ) multiplicar
10. alegrar	( ) mandar, enviar
11. correr	( ) fechar
12. somar	( ) entristecer
13. acordar	( ) vender
14. rir	( ) parar
15. abrir	( ) emergir
16. sair	( ) chegar
17. mergulhar	( ) diminuir

ESTIMULAÇÃO DA LINGUAGEM E DA MEMÓRIA — TREINAMENTO PRÁTICO

1. lembrar   ( ) desvirar

2. perguntar   ( ) odiar

3. gastar   ( ) sujar

4. virar   ( ) acariciar

5. engordar   ( ) chegar

6. partir   ( ) perder

7. aumentar   ( ) divorciar

8. molhar   ( ) emagrecer

9. engrossar   ( ) secar

10. bater   ( ) esquecer

11. achar   ( ) diminuir

12. trabalhar   ( ) responder

13. limpar   ( ) economizar

14. segurar   ( ) soltar

15. gritar   ( ) afinar

16. casar   ( ) folgar

17. amar   ( ) sussurar

ATENÇÃO E DECODIFICAÇÃO DA LINGUAGEM ESCRITA

- **Siga as instruções**

1. Faça duas linhas diagonais, de ponta a ponta, numa folha de papel, formando um grande X.

2. No encontro das duas linhas, no centro da folha desenhe um pequeno sol.

3. No alto do triângulo superior formado, escreva o nome de quatro instrumentos musicais.

4. Dentro do triângulo inferior desenhe um relógio marcando 9:00 horas.

5. Divida o triângulo formado à esquerda da folha em duas partes iguais.

6. No triângulo superior formado, escreva o nome de cinco aves.

7. No triângulo abaixo deste, desenhe um quadrado grande.

8. Dentro deste quadrado escreva o nome dos meses do ano começados pela letra A.

9. No triângulo formado à direita da folha desenhe um losango grande.

10. Dentro deste losango escreva o resultado da soma de duas dúzias, mais uma dezena, mais 6.

11. Desenhe uma rabiola no losango transformando-o em uma pipa.

ESTIMULAÇÃO DA LINGUAGEM E DA MEMÓRIA — TREINAMENTO PRÁTICO **13**

▪ Siga as instruções

1. Desenhe um losango grande no centro de uma folha de papel.

2. Agora, desenhe duas linhas que dividam a folha em 4 partes iguais, como uma cruz.

3. No triângulo superior formado à esquerda, escreva seu nome.

4. Divida o triângulo inferior à direita em 3 partes.

5. No triângulo superior à direita, desenhe uma casa.

6. No triângulo inferior à esquerda, escreva o nome de três rios brasileiros.

7. No alto da folha, à esquerda, escreva os seguintes números e memorize-os: 9 – 3 – 8 – 5 – 7. Você deverá repeti-los no fim da tarefa.

8. Na linha horizontal à direita, fora do losango, escreva o nome do alimento que você mais gosta.

9. Na parte inferior da folha, à esquerda, risque 2 linhas horizontais paralelas.

10. Acima destas linhas, escreva a palavra PAPEL ao contrário.

11. Na parte inferior da folha, à direita, faça um desenho livre.

12. No alto da folha, à direita, desenhe 3 círculos e pinte o do meio.

ATENÇÃO VISUAL

- Encontre o objeto intruso do lado direito

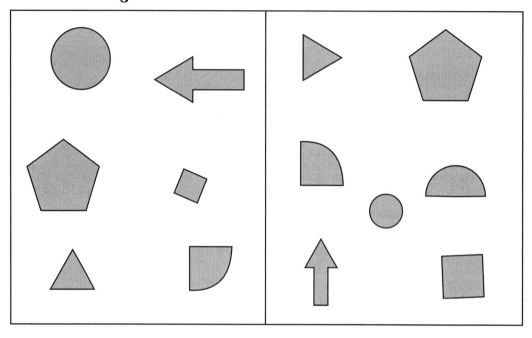

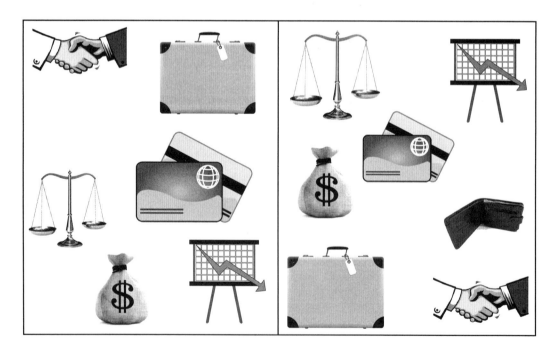

ESTIMULAÇÃO DA LINGUAGEM E DA MEMÓRIA — TREINAMENTO PRÁTICO   **15**

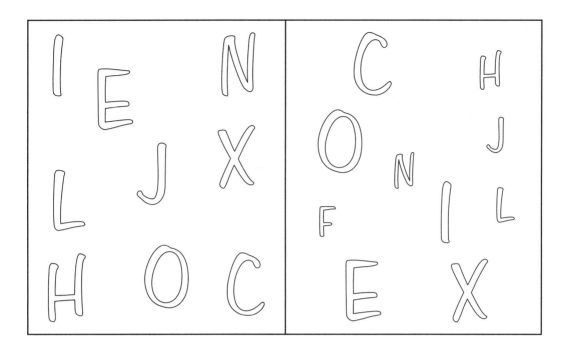

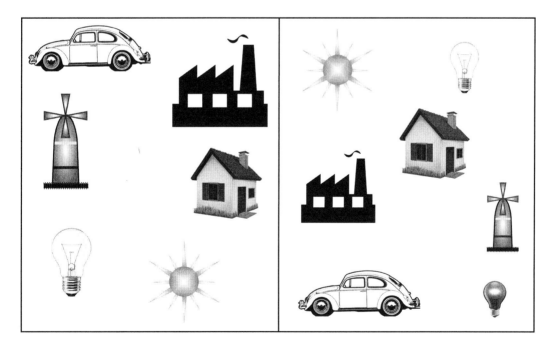

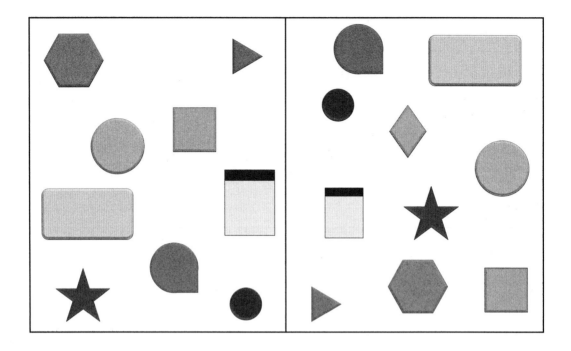
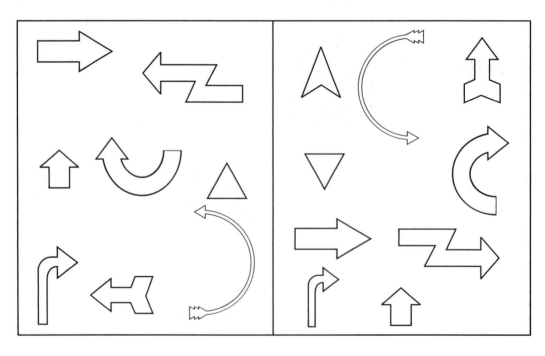

ESTIMULAÇÃO DA LINGUAGEM E DA MEMÓRIA – TREINAMENTO PRÁTICO

CAÇA-PALAVRAS

- **Procure e circule algumas das palavras da canção "Lua de São Jorge"**

F	V	M	L	U	A	B	E	I	E	LUA
C	H	E	I	A	V	S	X	B	S	CHEIA
O	A	U	E	F	E	O	V	H	O	BRANCA
R	J	D	A	M	P	B	T	N	H	CORAÇÃO
A	Z	U	L	C	S	E	R	P	A	AZUL
Ç	L	V	R	M	A	R	E	S	J	PAVÃO
Ã	R	O	X	O	B	A	L	O	N	SOLTA
O	G	J	B	L	E	N	D	L	C	MARES
U	C	Q	A	I	P	A	V	T	F	SEDA
B	R	A	N	C	A	H	O	A	J	SOBERANA
P	J	R	D	H	V	D	I	L	U	CLARO
G	L	T	E	O	Ã	R	G	S	M	SUL
S	E	D	A	K	O	E	Ç	U	Z	
A	C	L	A	R	O	A	V	L	O	

- **Complete a letra da música com as palavras encontradas no caça palavras**

LUA DE SÃO JORGE
.... de São Jorge
Lua deslumbrante
.... verdejante
Cauda de...............

Lua de São Jorge
............,..............., inteira
Ó minha bandeira
.... na amplidão

Lua de São Jorge
Lua brasileira
Lua do meu...................

Lua de São Jorge
Lua maravilha
Mãe, irmã e filha
De todo esplendor

Lua de São Jorge
Brilha nos altares
Brilha nos lugares
Onde estou e vou

Lua de São Jorge
Brilha sobre os................
Brilha sobre o meu amor

Lua de São Jorge, lua...........................

Nobre porcelana sobre a.............. azul

Lua de São Jorge, lua da alegria

Não se vê um dia.................. como tu

Lua de São Jorge, serás minha guia

No Brasil de Norte a.................

ESTIMULAÇÃO DA LINGUAGEM E DA MEMÓRIA — TREINAMENTO PRÁTICO

■ Profissões

B	I	V	M	J	D	O	U	M	P
N	P	R	O	F	E	S	S	O	R
A	D	X	T	B	N	B	Q	P	A
T	M	K	O	O	T	P	T	O	X
O	E	M	R	M	I	E	A	L	M
R	S	X	I	B	S	H	X	I	É
S	I	O	S	E	T	U	I	C	D
F	O	Z	T	I	A	C	S	I	I
P	D	I	A	R	I	S	T	A	C
G	A	R	Ç	O	M	F	A	L	O

ATOR
BOMBEIRO
DENTISTA
DIARISTA
GARÇOM
MÉDICO
MOTORISTA
POLICIAL
PROFESSOR
TAXISTA

■ Roupas de mulher

M	A	G	Ã	C	E	N	O	L	B	E	T
I	B	E	B	M	U	D	A	B	A	J	E
L	E	I	L	O	V	U	A	L	T	E	S
H	R	G	U	T	E	C	A	L	Ç	A	H
E	T	E	S	E	S	M	Q	S	T	E	O
S	C	A	A	R	T	G	U	A	A	S	R
A	U	V	N	N	I	O	N	A	E	T	T
I	R	A	O	O	D	C	A	A	I	S	A
A	V	T	L	H	O	A	N	Á	G	U	A
E	A	S	A	N	D	Á	L	I	A	R	E
O	U	E	S	U	T	I	Ã	U	I	S	O

CALÇA
VESTIDO
SAIA
BLUSA
ANÁGUA
SANDÁLIA
SUTIÃ
SHORT

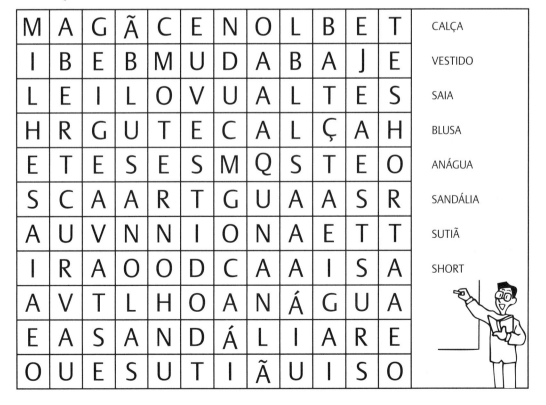

Roupas masculinas

M	A	G	A	C	E	N	O	L	B	E	T
I	B	E	R	M	U	D	A	B	A	J	E
L	E	I	L	O	E	U	A	C	T	E	S
H	R	G	E	T	V	C	O	L	E	T	E
E	T	R	V	E	L	M	Q	U	T	E	I
S	C	A	I	R	O	G	C	U	A	S	N
P	U	V	N	N	S	O	H	N	E	T	A
I	E	A	O	O	H	C	A	M	I	S	A
V	C	T	L	H	U	A	P	N	B	O	R
E	A	A	V	O	L	I	É	B	T	R	E
O	U	E	M	E	I	A	U	S	I	B	O

CAMISA
MEIA
CUECA
BERMUDA
TERNO
CHAPÉU
COLETE
GRAVATA

Temperos

A	L	F	E	C	U	R	R	Y	C	O	S
M	I	S	O	G	U	A	B	I	N	H	A
R	J	A	L	E	C	R	I	M	P	O	N
E	P	L	M	U	O	V	R	E	I	R	U
C	U	S	A	L	E	U	P	O	R	T	E
E	T	A	B	O	N	C	Á	N	L	E	S
P	I	M	E	N	T	A	P	A	I	L	O
A	S	B	L	E	R	A	R	Q	U	Ã	E
P	Y	C	E	B	O	L	I	N	H	A	N
R	E	I	N	A	C	H	C	O	E	G	T
A	L	P	I	S	T	O	A	V	E	I	R

PÁPRICA
COENTRO
CEBOLINHA
ALHO
PIMENTA
HORTELÃ
CURRY
ALECRIM
SALSA

ESTIMULAÇÃO DA LINGUAGEM E DA MEMÓRIA — TREINAMENTO PRÁTICO

▪ Verduras

M	A	C	A	C	E	N	O	L	B	E	T
I	B	E	T	E	R	R	A	B	A	J	E
L	E	I	R	O	E	U	A	C	T	E	S
H	R	S	E	R	V	I	L	H	A	R	P
E	T	O	V	E	L	M	Q	U	T	E	I
S	C	A	I	P	O	G	U	C	A	S	N
P	I	L	N	O	S	O	N	H	E	T	A
I	G	F	O	L	H	Ç	O	U	I	X	F
V	R	A	L	H	U	A	N	A	B	O	R
E	R	C	V	O	L	I	B	E	T	R	E
O	U	E	B	R	Ó	C	O	L	I	S	O

BETERRABA

ESPINAFRE

REPOLHO

ALFACE

CHUCHU

ERVILHA

AIPO

NABO

BRÓCOLIS

BATATA

- ## Ache as 10 palavras iniciadas com a letra A

	1	2	3	4	5	6	7	8	9	10
1	A	G	A	R	A	N	O	E	M	A
2	F	A	L	E	C	R	I	M	I	X
3	R	U	E	I	O	A	S	T	R	O
4	I	A	A	R	R	O	Z	I	A	F
5	E	M	I	T	D	A	O	D	G	U
6	Z	É	C	R	A	L	F	A	C	E
7	E	R	A	B	R	A	Ç	A	R	A
8	U	I	T	I	V	D	E	S	C	O
9	L	C	I	A	D	O	R	A	N	A
10	I	A	N	T	E	N	A	I	S	E

ESTIMULAÇÃO DA LINGUAGEM E DA MEMÓRIA — TREINAMENTO PRÁTICO

■ **Ache as 10 palavras iniciadas com a letra B**

	1	2	3	4	5	6	7	8	9	10
1	B	O	E	L	A	I	B	E	R	U
2	O	B	A	S	T	Ã	O	C	I	N
3	B	E	N	B	I	S	T	O	B	E
4	E	S	B	R	O	T	A	L	E	R
5	L	I	R	E	S	O	N	U	B	I
6	I	L	A	M	B	A	I	X	O	L
7	C	O	N	E	B	O	C	E	J	O
8	H	E	C	H	O	B	O	M	B	A
9	E	B	O	N	É	T	I	Ã	R	S
10	F	O	R	U	R	E	V	O	E	L

■ Ache as 10 palavras iniciadas com a letra C

	1	2	3	4	5	6	7	8	9	10
1	E	C	O	S	T	A	F	E	I	R
2	N	E	S	C	E	G	U	C	R	U
3	E	C	A	I	X	A	N	A	C	O
4	C	S	E	N	C	V	I	R	E	C
5	O	T	R	E	I	E	C	O	A	R
6	C	C	A	M	E	L	O	Ç	Ã	O
7	A	R	C	A	N	U	D	O	L	S
8	T	A	R	T	A	C	I	R	I	T
9	A	V	I	Ã	O	O	C	E	I	A
10	R	O	S	T	O	R	E	M	O	N

ESTIMULAÇÃO DA LINGUAGEM E DA MEMÓRIA — TREINAMENTO PRÁTICO 25

- **Ache as 10 palavras iniciadas com a letra D**

	1	2	3	4	5	6	7	8	9	10
1	A	E	D	O	I	S	E	D	I	D
2	M	D	I	R	D	A	D	O	N	A
3	A	R	N	A	E	F	O	R	E	D
4	D	O	D	E	D	O	M	C	A	I
5	Ú	S	O	V	A	N	I	O	G	V
6	V	P	D	I	D	E	N	T	E	A
7	I	E	O	N	U	S	G	U	R	D
8	D	I	C	E	D	R	O	G	E	I
9	A	C	A	D	E	V	E	R	N	A
10	D	O	Q	M	E	F	R	O	S	S

- **Ache as 10 palavras iniciadas com a letra E**

	1	2	3	4	5	6	7	8	9	10
1	R	E	V	E	R	E	S	G	U	A
2	O	S	E	L	E	F	A	N	T	E
3	E	C	E	R	S	E	M	O	E	T
4	F	O	X	E	C	O	L	I	S	E
5	E	L	É	T	R	I	C	O	U	R
6	V	A	R	I	E	S	T	O	J	O
7	E	R	D	O	V	O	R	S	I	O
8	N	I	E	M	E	L	I	T	E	U
9	E	S	M	E	R	A	L	D	A	I
10	M	U	A	S	Q	U	E	U	N	A

ESTIMULAÇÃO DA LINGUAGEM E DA MEMÓRIA — TREINAMENTO PRÁTICO

■ Ache as 10 palavras iniciadas com a letra F

	1	2	3	4	5	6	7	8	9	10
1	R	I	V	E	L	U	N	F	E	S
2	E	F	Ó	S	F	O	R	O	T	A
3	S	A	T	I	C	O	F	R	U	N
4	A	M	O	J	F	E	O	N	E	G
5	F	Í	G	O	R	I	N	O	F	R
6	I	L	U	S	U	M	T	R	A	E
7	M	I	E	N	T	F	E	S	T	A
8	O	A	S	F	A	R	O	L	A	C
9	V	E	O	R	E	T	A	I	L	H
10	E	R	F	U	T	E	B	O	L	O

- **Ache as 10 palavras iniciadas com a letra G**

	1	2	3	4	5	6	7	8	9	10
1	A	G	E	S	T	A	G	I	G	U
2	N	O	G	A	R	F	O	G	A	D
3	G	M	O	L	E	R	A	R	N	E
4	O	G	L	E	G	O	T	A	G	L
5	S	A	E	V	A	N	I	V	O	U
6	E	R	I	G	R	U	D	A	R	G
7	G	O	L	A	R	T	O	T	R	E
8	O	T	O	H	A	I	F	A	A	M
9	D	O	C	I	F	O	E	Z	E	A
10	V	E	U	T	A	N	S	E	X	O

ESTIMULAÇÃO DA LINGUAGEM E DA MEMÓRIA — TREINAMENTO PRÁTICO **29**

- **Ache as 8 palavras iniciadas com a letra H**

	1	2	3	4	5	6	7	8	9	10
1	U	C	E	N	I	H	O	X	E	M
2	A	H	I	S	T	Ó	R	I	A	E
3	H	O	V	E	U	X	I	H	O	H
4	O	J	A	T	R	E	V	I	D	A
5	M	E	T	R	O	X	E	G	U	R
6	E	R	H	I	N	O	S	I	A	M
7	M	R	O	M	E	L	D	E	V	O
8	H	O	R	Á	R	I	O	N	E	N
9	O	F	A	S	U	M	E	E	S	I
10	U	I	M	E	H	U	R	E	T	A

■ Ache as 10 palavras iniciadas com a letra I

	1	2	3	4	5	6	7	8	9	10
1	V	I	R	E	I	X	I	T	O	R
2	I	M	A	G	E	M	G	O	I	E
3	G	U	E	I	D	O	U	E	N	T
4	R	Í	N	D	I	O	A	S	T	I
5	E	A	V	E	L	H	L	I	E	L
6	J	T	O	C	H	I	S	T	I	V
7	A	E	C	O	A	Z	O	E	R	S
8	T	U	I	D	A	D	E	M	O	T
9	I	D	O	S	O	E	I	X	E	R
10	S	E	C	E	N	I	R	O	N	E

ESTIMULAÇÃO DA LINGUAGEM E DA MEMÓRIA — TREINAMENTO PRÁTICO   31

- **Ache as 10 palavras iniciadas com a letra J**

	1	2	3	4	5	6	7	8	9	10
1	A	J	O	E	V	A	J	U	J	I
2	N	I	S	J	A	N	E	L	A	U
3	J	O	G	O	J	U	N	E	N	Y
4	E	R	R	I	O	J	U	I	T	E
5	I	N	J	A	R	D	I	M	A	J
6	T	O	U	I	N	E	D	O	R	O
7	O	S	S	J	A	T	O	U	T	E
8	C	E	T	E	L	I	J	E	O	L
9	R	L	O	N	D	R	O	J	A	H
10	U	T	E	O	E	M	P	O	L	O

- Ache as 10 palavras iniciadas com a letra L

	1	2	3	4	5	6	7	8	9	10
1	A	N	T	L	Ê	P	L	O	R	E
2	R	E	L	I	M	Ã	O	C	A	T
3	C	R	E	X	O	S	T	I	L	O
4	E	L	I	U	P	R	O	T	E	M
5	B	E	L	C	L	U	Z	E	G	A
6	S	I	O	R	Í	L	E	V	E	L
7	O	T	R	E	N	U	P	E	S	C
8	L	E	N	O	G	U	E	Z	I	L
9	I	P	E	L	U	A	L	O	B	O
10	V	O	T	E	A	N	I	D	O	U

ESTIMULAÇÃO DA LINGUAGEM E DA MEMÓRIA — TREINAMENTO PRÁTICO

- **Ache as 12 palavras iniciadas com a letra M**

	1	2	3	4	5	6	7	8	9	10
1	M	U	L	H	E	R	A	D	E	S
2	U	R	E	P	N	I	O	M	Ã	E
3	C	E	M	O	Ç	A	T	I	L	M
4	M	I	A	M	O	R	E	L	I	O
5	E	U	M	I	M	O	C	H	U	S
6	S	O	Ã	P	U	V	E	O	A	Q
7	T	R	O	E	L	I	M	I	N	U
8	R	E	S	M	A	L	A	R	E	I
9	E	X	A	M	T	O	D	E	U	T
10	S	I	M	I	O	L	O	X	E	O

34 · MARJORIE B. COURVOISIER HASSON · JUSSARA ENGEL MACEDO

- **Ache as 10 palavras iniciadas com a letra N**

	1	2	3	4	5	6	7	8	9	10
1	C	A	M	A	R	N	E	L	U	D
2	E	N	D	E	N	U	V	E	M	I
3	N	O	I	T	E	M	E	N	I	N
4	O	I	T	R	U	E	N	A	T	I
5	L	V	E	U	P	R	U	S	O	N
6	N	A	M	O	R	O	E	C	C	H
7	U	E	N	I	D	R	N	E	T	O
8	S	N	A	V	I	O	G	R	I	N
9	C	I	B	E	B	O	I	U	L	E
10	E	R	O	S	E	L	E	A	V	U

ESTIMULAÇÃO DA LINGUAGEM E DA MEMÓRIA — TREINAMENTO PRÁTICO   **35**

- **Ache as 10 palavras iniciadas com a letra O**

	1	2	3	4	5	6	7	8	9	10
1	B	X	Z	D	E	O	C	F	G	O
2	L	J	I	O	R	D	E	M	P	N
3	V	H	U	R	B	R	S	T	U	T
4	Z	Ó	R	G	Ã	O	X	O	L	E
5	D	L	F	A	G	M	O	U	T	M
6	D	E	T	N	A	S	S	I	O	L
7	P	O	N	I	B	U	S	F	M	O
8	Q	T	V	S	E	C	O	G	B	L
9	A	D	I	M	T	D	X	V	R	É
10	M	J	G	O	C	U	L	T	O	D

36   MARJORIE B. COURVOISIER HASSON ▪ JUSSARA ENGEL MACEDO

▪ **Ache as 10 palavras iniciadas com a letra P**

	1	2	3	4	5	6	7	8	9	10
1	P	R	O	M	E	S	S	A	B	D
2	O	C	U	S	X	V	T	L	P	I
3	P	A	I	C	P	A	S	T	O	R
4	U	E	A	V	A	F	M	G	D	N
5	L	D	P	O	N	T	E	X	E	F
6	A	C	S	B	E	H	J	N	R	C
7	Ç	V	P	A	L	C	O	P	O	X
8	Ã	R	A	C	A	U	Ç	T	S	D
9	O	L	N	M	E	D	B	E	O	S
10	S	P	O	L	Í	C	I	A	B	P

ESTIMULAÇÃO DA LINGUAGEM E DA MEMÓRIA — TREINAMENTO PRÁTICO   **37**

- **Ache as 8 palavras iniciadas com a letra Q**

	1	2	3	4	5	6	7	8	9	10
1	Q	O	B	C	F	A	Z	T	V	U
2	U	T	S	G	Q	U	E	I	J	O
3	A	D	C	Z	U	F	O	E	A	L
4	T	I	Q	U	E	B	R	A	R	M
5	R	L	Z	X	R	P	S	D	C	B
6	O	Q	U	E	I	X	O	G	R	Q
7	N	U	V	F	D	A	E	G	H	U
8	L	A	N	V	O	S	D	R	S	I
9	U	S	T	D	C	P	O	U	E	L
10	B	E	R	T	Q	U	I	A	B	O

- **Ache as 10 palavras iniciadas com a letra R**

	1	2	3	4	5	6	7	8	9	10
1	O	P	Q	T	U	V	S	B	R	C
2	S	R	B	E	X	R	I	C	O	L
3	V	A	F	R	A	I	Z	P	U	B
4	M	Z	N	O	T	S	F	G	C	H
5	C	Ã	T	U	L	A	H	P	O	G
6	B	O	U	P	E	D	A	R	S	R
7	S	B	R	A	B	A	N	E	T	E
8	T	D	E	C	F	Z	V	F	I	Z
9	I	R	I	T	U	A	L	P	B	A
10	M	Z	U	B	C	E	N	I	A	R

ESTIMULAÇÃO DA LINGUAGEM E DA MEMÓRIA — TREINAMENTO PRÁTICO · 39

- Ache as 10 palavras iniciadas com a letra S

	1	2	3	4	5	6	7	8	9	10
1	T	U	S	T	D	C	F	X	V	E
2	C	S	U	L	I	S	Ó	C	I	O
3	L	H	B	G	P	O	R	E	D	A
4	O	S	I	N	O	C	S	B	S	P
5	B	M	D	B	P	I	Q	X	A	Z
6	S	V	A	F	N	E	T	B	L	D
7	U	O	I	G	A	D	B	S	A	L
8	S	U	S	I	N	A	L	O	D	Q
9	T	D	L	T	M	D	I	H	A	G
10	O	B	S	P	S	E	D	E	K	L

Ache as 10 palavras iniciadas com a letra T

	1	2	3	4	5	6	7	8	9	10
1	T	O	R	T	A	B	C	M	T	N
2	E	U	P	I	T	R	O	C	O	L
3	C	S	X	Z	E	V	F	N	M	E
4	I	A	C	U	M	B	V	T	A	S
5	D	T	A	M	P	A	R	F	T	V
6	O	A	I	L	E	C	T	G	E	H
7	J	B	Q	H	R	Z	A	O	I	F
8	T	E	M	P	O	R	Ç	B	P	C
9	G	L	J	L	P	M	A	B	D	Ç
10	I	A	C	T	O	R	C	I	D	A

ESTIMULAÇÃO DA LINGUAGEM E DA MEMÓRIA — TREINAMENTO PRÁTICO   41

- **Ache as 10 palavras iniciadas com a letra U**

	1	2	3	4	5	6	7	8	9	10
1	B	C	D	A	O	X	I	T	P	R
2	S	U	M	D	I	U	V	A	B	G
3	H	M	J	H	T	N	D	C	S	U
4	A	I	E	U	N	I	C	O	L	R
5	L	D	J	M	M	V	P	Q	I	S
6	E	A	U	A	X	E	D	B	F	O
7	V	D	G	E	U	R	B	A	N	O
8	O	E	D	I	O	S	P	Q	R	J
9	G	F	P	B	D	O	N	M	E	L
10	Ú	T	I	L	D	R	V	U	S	O

- **Ache as 10 palavras iniciadas com a letra V**

	1	2	3	4	5	6	7	8	9	10
1	V	U	X	T	C	V	É	U	V	D
2	I	A	O	P	R	E	G	H	I	L
3	L	E	M	V	A	R	A	N	N	O
4	A	P	C	E	R	D	B	C	H	I
5	U	V	E	R	M	E	L	H	O	X
6	P	Q	S	D	F	V	G	J	E	V
7	V	A	V	A	S	S	O	U	R	A
8	I	C	I	D	A	R	T	M	L	C
9	D	O	V	E	S	T	I	D	O	A
10	A	R	C	T	D	G	H	J	G	F

ESTIMULAÇÃO DA LINGUAGEM E DA MEMÓRIA — TREINAMENTO PRÁTICO 43

- **Ache as 8 palavras iniciadas com a letra X**

	1	2	3	4	5	6	7	8	9	10
1	R	U	T	D	A	G	X	L	X	S
2	O	D	C	X	Í	C	A	R	A	L
3	X	P	R	A	G	H	M	N	D	E
4	E	J	L	R	O	P	P	C	R	M
5	R	C	P	O	U	L	U	S	E	X
6	O	V	G	P	F	M	I	E	Z	C
7	X	A	L	E	D	R	C	T	P	B
8	B	O	O	E	M	I	T	B	H	J
9	S	G	F	V	E	X	A	R	Á	A
10	X	O	D	Ó	P	B	C	A	O	T

- **Ache as 8 palavras iniciadas com a letra Z**

	1	2	3	4	5	6	7	8	9	10
1	Z	I	C	L	E	T	M	A	C	H
2	A	S	Z	E	R	O	I	V	E	R
3	P	R	A	U	Z	J	O	E	L	E
4	E	O	N	E	Z	N	G	Z	O	V
5	Z	A	G	U	E	I	R	O	Z	O
6	I	Z	A	O	B	R	E	N	E	T
7	N	I	D	E	R	Z	A	Z	U	R
8	C	R	O	T	A	E	Z	O	N	A
9	O	S	B	E	F	O	E	R	T	I
10	R	E	Z	U	M	B	I	D	O	X

ESTIMULAÇÃO DA LINGUAGEM E DA MEMÓRIA — TREINAMENTO PRÁTICO

Caça palavras em branco

	1	2	3	4	5	6	7	8	9	10
1										
2										
3										
4										
5										
6										
7										
8										
9										
10										

CÁLCULOS

- **Calcule as quantidades para o número de pessoas indicadas**

INGREDIENTES PARA 6 PESSOAS	INGREDIENTES PARA 30 PESSOAS
4 OVOS	
60 G DE MANTEIGA	
300 G DE CHOCOLATE	
50 G DE FARINHA	
100 G DE AÇUCAR	
1/2 COPO DE LEITE	
1/2 SAQUINHO DE LEVEDURA	

ESTIMULAÇÃO DA LINGUAGEM E DA MEMÓRIA — TREINAMENTO PRÁTICO   **47**

CATEGORIAS

■ Coloque as palavras abaixo nas categorias correspondentes

Gato – Pombo – Vaca – Truta – Coelho – Salmão – Andorinha – Águia – Girafa
Atum – Elefante – Linguado – Rouxinol – Golfinho – Lhama – Namorado
Rinoceronte

Aves	Peixes	Mamíferos

Margarida – Cerejeira – Laranjeira – Tulipa – Macieira – Pinheiro – Cedro
Pessegueiro – Plátano – Palma – Hera – Bananeira – Palmeira – Miosótis – Gerânio

Árvores	Flores	Árvores frutíferas

Automóvel – Helicóptero – Ônibus – Veleiro – Caminhão – Foguete – Balsa
Avião – Planador – Furgão – Jato – Submarino – Ambulância – Canoa – Motocicleta
Navio

Transportes aéreos	Transportes marítimos	Transportes terrestres

Esqui – Box – Vela – Mergulho – Alpinismo – Canoagem – Natação – Patinação
Karatê – Luta – Windsurf – Judô – Luta livre – Trenó

Esporte na água	Esporte na neve	Esportes de combate

ESTIMULAÇÃO DA LINGUAGEM E DA MEMÓRIA – TREINAMENTO PRÁTICO

Tigre – Papagaio – Girafa – Chimpanzé – Vaca – Leão – Gorila – Gato – Carneiro
Raposa – Cavalo – Lobo – Macaco – Elefante – Urso – Cachorro – Passarinho
Ovelha

Animais domésticos	Animais selvagens	Animais do campo

- **Complete as frases de acordo com as categorias**

CIDADE – CAMPO – MAR – MONTANHA

Os surfistas se deixam levar pelas ondas. . . . .

O trator puxa uma charrete de feno. . . . .

O trigo está maduro. . . . .

Os alpinistas dormem num refúgio. . . . .

Os pinheiros dão sombra. . . . .

É proibido colher flores da praça.. . . . .

Os sinais regulam a circulação. . . . .

O vento varre as dunas.. . . . .

É mais prático se locomover em ônibus.. . . . .

Os gerânios decoram os chalés. . . . .

Cuidado com os buracos! . . . .

Os trabalhadores saem da fábrica. . . . .

Os guarda-sóis estão abertos na praia. . . . .

O barulho e a poluição são enormes. . . . .

Os edifícios ladeiam as avenidas.. . . . .

Os circos glaciais brilham ao sol.. . . . .

Um rio serpenteia pela várzea.. . . . .

Os cinemas apresentam filmes variados. . . . .

As encostas despencam com as torrentes.. . . . .

PRIMAVERA – VERÃO – OUTONO – INVERNO

O carro derrapa no gelo.. . . . .

No Ano Novo eu admiro os fogos de artifício. . . . .

As velas decoram a árvore de Natal. . . . .

O dia primeiro de Maio é feriado mundial. . . . .

As árvores estão sem folhas.. . . . .

Cuidado com os golpes de frio! . . . .

Os esquiadores descem pelas pistas nevadas.. . . . .

O rio está congelado. . . . .

As bolas decoram a árvore de Natal.. . . . .

Cuidado com a insolação . . . .

O carnaval é uma festa alegre . . . .

O quentão é uma bebida típica . . . .

Os animais saem da hibernação. . . . .

As margaridas florescem. . . . .

Os relâmpagos iluminam o céu. . . . .

As abelhas pousam de flor em flor.. . . . .

É o começo do ano escolar . . . .

■ Contorne os nomes de árvores frutíferas

Pereira – Peneira – Cerejeira – Capoeira – Goiabeira – Mangueira – Carteira

Moleira – Jaqueira – Esteira – Saideira – Figueira – Jabuticabeira – Mamoeiro

Carpinteiro – Salgueiro – Reposteiro – Macieira – Videira – Gaveteiro – Pessegueiro

Dianteira – Laranjeira – Macaxeira – Amoreira – Cajuzeiro

■ Contorne os nomes de animais marinhos

Polvo – Baleia – Traineira – Viola – Anchova – Cachalote – Tampa – Água viva

Volvo – Tartaruga – Galgo – Coral – Lagosta – Cavalo marinho – Ostra – Gavião

Porco – Náutico – Golfinho – Arraia – Foca – Lousa – Orca – Jandaia – Lula

Tubarão – Correia – Moreia – Bacalhau

▪ Risque a palavra que não pertence à série

Cerejeira – Sucupira – Cedro – Embuia – Jacarandá – Macieira

Ametista – Soldalita – São Tomé – Turmalina – Topázio – Quartzo

Anchova – Sardinha – Pargo – Ostra – Namorado – Linguado – Viola

Pinheiro – Crisântemo – Gerânio – Hortência – Gladíolo – Miosótis

Rapsódia – Sonata – Tango – Minueto – Prelúdio – Opéra – Sinfonia

Oboé – Saxofone – Violão – Tuba – Piston – Gaita

Cláudia – Veja – Caras – Isto É – O Globo – Marie Claire – Vogue

Carambola – Kiwi – Limão – Cereja – Romã – Morango – Jaca

Barco – Lancha – Balsa – Transatlântico – Iate – Canoa – Helicóptero

Areia – Milho – Feijão – Lentilha – Grão de bico – Quinoa – Trigo

Chã – Sobrecoxa – Patinho – Contra filé – Alcatra – Cupim – Lagarto

Romance – Poema – Livro – Crônica – Fábula – Ensaio – Novela

▪ Inserir as palavras no quadro de acordo com sua categoria

Floresta – Molinete – Truta – Fuzil – Rede – Lebre – Cartuchos – Cão – Barco
Cesta – Armadilha – Sardinha – Guarda florestal – Isca – Faisão – Lagosta – Anzol
Perdiz – Atum

Caça	Pesca

COMPLETAR FRASES

- **Complete as frases**

Vou a uma casa de câmbio comprar . . . .

Estou com sede, vou tomar um copo d´ . . . .

Eles esquiam na. . . . .

Um carro de quatro . . . .

Abro uma garrafa de . . . .

Você corta uma fatia de. . . . .

O teto cobre a. . . . .

Você acende uma . . . .

Eu vou me sentar no . . . .

No verão gosto de. . . . .

Estou com . . . .

A janela está . . . .

No inverno eu uso. . . . .

Estou com fome, vou comer um. . . . .

Vou viajar amanhã, preciso arrumar a minha . . . .

Vou ao barbeiro cortar o . . . .

Quantos anos você . . . . ?

Você dorme numa. . . . .

Vou tomar um banho de . . . .

▪ Coloque nas linhas pontilhadas as palavras em destaque

ACIDENTES – VENENOSOS (AS) – CONSUMIDA – COBRADOR – PROFESSOR

A lenha acaba sendo .... na chaminé.

O .... coleta os impostos.

Muitas crianças são vítimas de .... domésticos.

Não se deve colher os cogumelos ....

O .... ajuda as crianças com os deveres da escola.

As serpentes na Amazônia são particularmente ....

ASTRÔNOMO – SENTAR – INFLUÊNCIA – INCIDENTE INFRAÇÃO – AFLUÊNCIA

Devemos evitar as estradas nos dias de muita .... de automóveis.

Este assunto quase criou um .... diplomático.

No verão podemos .... nas varandas dos cafés.

O .... estuda os movimentos dos planetas.

Este carro estacionado sobre a calçada está cometendo uma ....

A .... da música americana é inegável.

ARROMBAMENTO – IMINENTE – ASTRÓLOGO – EMINENTE – PRODÍGIO

Este .... prediz o futuro.

Os ladrões entraram depois do ....

Ele foi consultar um .... professor.

O jovem .... deu seu primeiro concerto aos 10 anos.

O remanejamento ministerial é ....

CONCERTO – CONSERTO – CELA – SELA – ACENDER – ASCENDER

O Sr. Moacir realizou muito bem o .... do móvel.

Dizem que ele .... ao céu.

O rapaz colocou a .... no cavalo.

Todos ficaram maravilhados com o .... daquela noite.

Ao .... as velas o ambiente ficou bem claro.

A jovem noviça era obrigada a dormir numa ....

SEÇÃO – SESSÃO – ENCERRAR – SERRAR – PAÇO – PASSO

Deu muito trabalho para o fazendeiro .... o jacarandá.

Ficaram muito tempo aguardando para serem atendidos naquela .... da loja.

No .... Imperial realizam-se várias exposições.

A .... de cinema começou exatamente na hora.

Para conseguir rapidez no deslocamento tive que acelerar o ....

Pedro foi obrigado a .... suas contas bancárias.

ÁREA – ÁRIA – COMPRIMENTO – CUMPRIMENTO – EMIGRANTE IMIGRANTE – INFLAÇÃO – INFRAÇÃO

Foi muito lindo como ela interpretou aquela .... da ópera.

Há vários .... brasileiros tentando a sorte nos Estados Unidos.

Após cometer a .... Rodrigo achou melhor dirigir com mais cuidado.

Naquela .... está proibida qualquer construção.

O jovem haitiano está tendo dificuldades em achar trabalho porque é um ....

A .... está comendo nosso salário.

É sempre de bom tom responder a um .... mesmo quando não conhecemos a pessoa.

O .... daquela saia era muito curto para o gosto de Sofia.

COMPREENSÃO DE LEITURA

- **Numere as figuras de acordo com a afirmativa**

1. Nas Olimpíadas todos lutam para me ganhar.
2. Vivo no mar e tenho vários tentáculos.
3. Eu fico no dedo de quem é casado.
4. Sou um doce gelado, muito procurado no verão.
5. Eu sou a comida que o cachorro mais gosta.
6. Eu ando muito devagar e, se fico quieta, pareço um capacete.
7. Quando você me olha, reflito sua imagem.
8. Eu sou usado para informar as horas.

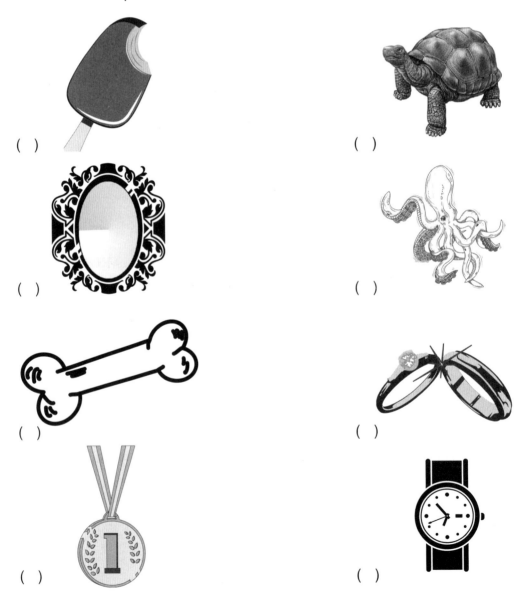

ESTIMULAÇÃO DA LINGUAGEM E DA MEMÓRIA — TREINAMENTO PRÁTICO 57

1. Sou a ferramenta de trabalho do carpinteiro.
2. Sou o objeto utilizado para treinar a pontaria.
3. Os homens me chamam de astro-rei.
4. Sou uma fruta vermelha por fora e branca por dentro.
5. Sou usada para colocar roupas de viagem.
6. Sou um tipo de calçado que tem nome de um esporte.
7. Se você não enxerga direito, você precisa de mim.
8. Sou um pássaro que adora comer carniça.

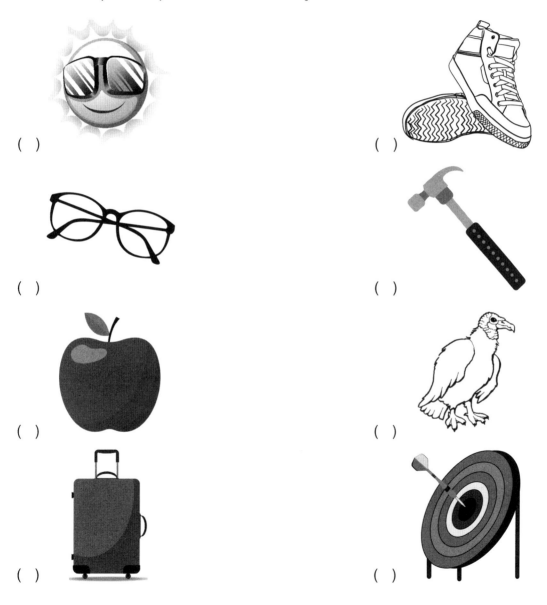

1. Eu saio da cartola do mágico.
2. Sou uma frutinha vermelha e pareço um coração.
3. Sou branco e vivo num lugar frio.
4. Sou um bicho pequeno e rápido, não gosto de gatos, mas gosto de queijo.
5. Sou mãe de muitas frutas e dou uma excelente sombra.
6. Sou uma fruta verde por fora e vermelha por dentro.
7. Sou uma frutinha muito gostosa e sirvo para fazer vinho.
8. Adoro ficar sujo de lama.

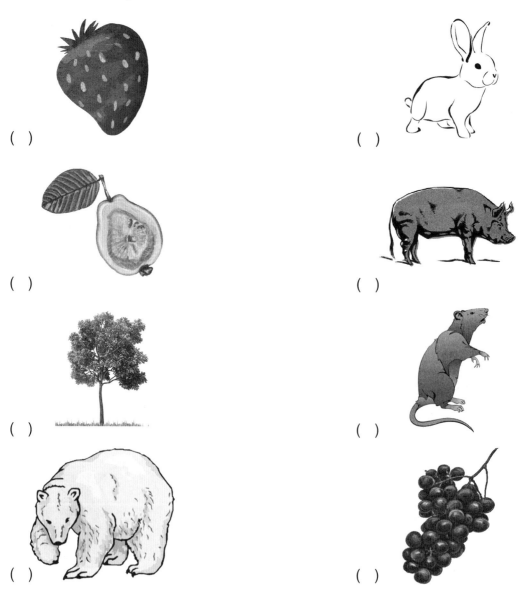

ESTIMULAÇÃO DA LINGUAGEM E DA MEMÓRIA — TREINAMENTO PRÁTICO 59

1. Sou um pássaro que adora furar árvores
2. Ao nascer sou uma lagarta, depois crio asas e fico muito bonita.
3. Quando eu caio do céu deixo tudo molhado.
4. Somos um monte de garrafas e as pessoas jogam bolas em nós.
5. Colocam a cabeça em mim na hora de dormir e descansar
6. Sou o bicho que enganou Eva no jardim do Éden
7. Vivo no mar e pareço um cavalo
8. É só começar a chover que todos precisam de mim

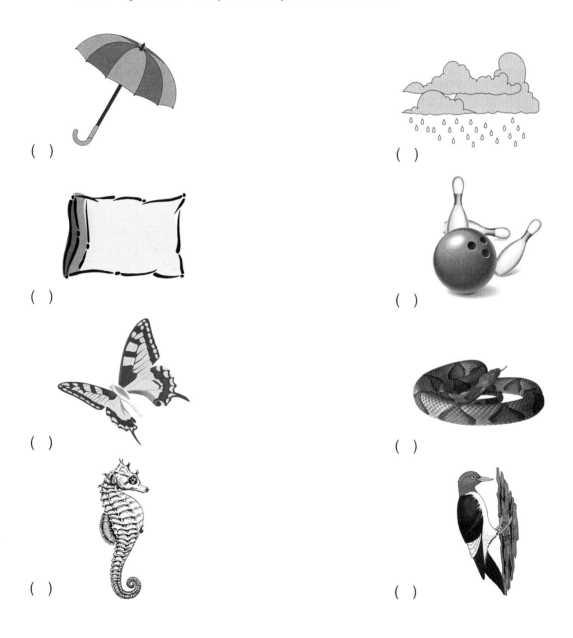

CONHECIMENTOS GERAIS

- **Numerar os países no mapa**

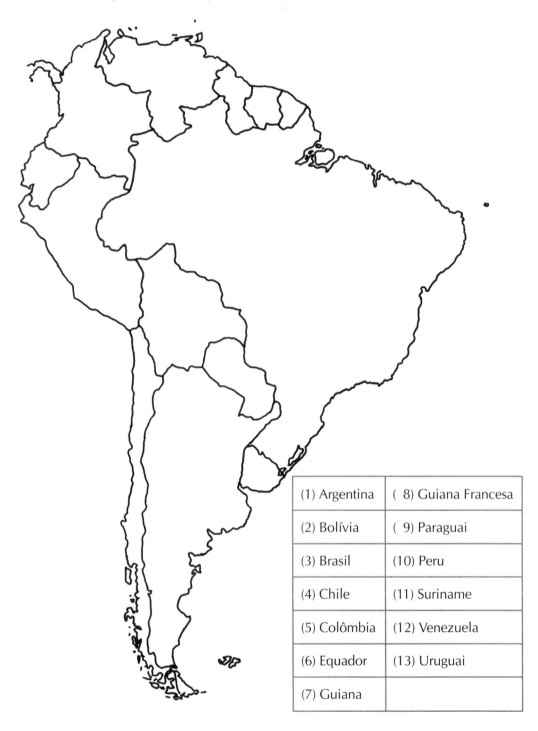

(1) Argentina	(8) Guiana Francesa
(2) Bolívia	(9) Paraguai
(3) Brasil	(10) Peru
(4) Chile	(11) Suriname
(5) Colômbia	(12) Venezuela
(6) Equador	(13) Uruguai
(7) Guiana	

CORREÇÃO DE PALAVRAS

- **Retire a letra acrescentada nas palavras para corrigi-las**

Parrtida

Larta

Mercuado

Jannela

Veinto

Susxtento

Peixhe

Profoundo

Verrde

Basqueite

Veirmelho

Banquerta

meistura

reistaurante

esxtória

posstal

ameizade

Prorpaganda

Azzeite

Bandueja

Páscoua

Cabeilo

Conqueluche

Prarticar

Carderneta

Probleima

Aguardo

Conzinha

parrede

poutencial

mácximo

prancinha

bondaide

canssado

ESCOLHA A RESPOSTA CERTA

- **Nas frases abaixo assinale e escreva a resposta correta**

Faz calor, o que faço com o casaco: coloco ou tiro?. . . . .

Quando o despertador tocar o que faço: me levanto ou me deito? . . . .

Não estacione aqui, o estacionamento é: proibido ou permitido? . . . .

Ele não come quiabo porque ele: gosta ou detesta? . . . .

Quando chove, o que faço com meu guarda-chuva: abro ou fecho?. . . . .

Eu bato na porta antes de: entrar ou sair?. . . . .

Eu tiro meu suéter porque estou com: frio ou calor?. . . . .

O que o padeiro faz com o pão: vende ou compra?. . . . .

Esse motorista presta atenção no trânsito, ele é: prudente ou imprudente?. . . . .

O avião vai partir, ele: decola ou pousa? . . . .

Ele diz "Bom dia" quando: chega ou parte? . . . .

Quando o telefone toca, o que faço: desligo ou atendo?. . . . .

Quando o sinal está vermelho, os carros: passam ou param? . . . .

O que faço com minha cabeça se quiser ver as estrelas: levanto ou abaixo?
. . . .

Se o motorista dirige muito depressa eu peço para ele: acelerar ou diminuir?
. . . .

EVOCAÇÃO

▪ Dê o nome de:

Um poeta brasileiro. . . . .

Um escritor estrangeiro . . . .

Um poeta estrangeiro . . . .

Um cantor de ópera . . . .

Uma cantora de ópera. . . . .

Um cantor popular brasileiro. . . . .

Uma cantora popular brasileira . . . .

Cantor e/ou cantora popular estrangeira. . . . .

Um palhaço famoso . . . .

Um jornalista brasileiro . . . .

Uma jornalista brasileira . . . .

Um âncora de jornal televisivo . . . .

Um empresário conhecido . . . .

Um presidente brasileiro . . . .

Um governador brasileiro . . . .

Um prefeito brasileiro . . . .

Um presidente americano . . . .

Um presidente europeu . . . .

Um primeiro ministro europeu. . . . .

Um médico famoso. . . . .

Um cientista famoso . . . .

Um comediante famoso . . . .

Um entrevistador famoso. . . . .

Um jurista famoso. . . . .

Um juiz famoso. . . . .

Um ministro famoso . . . .

Um país na América do Sul: . . . .

Um país na América do Norte: . . . .

Um país na Europa:. . . . .

Um país na Ásia:. . . . .

Um país na África: . . . .

Um oceano: . . . .

Uma ilha: . . . .

Um rio no Brasil:. . . . .

Um rio na América do Norte: . . . .

Um rio na Europa:. . . . .

Uma montanha no Brasil: . . . .

Uma montanha ou cadeia de montanhas na Europa: . . . .

Um lago:. . . . .

Uma floresta: . . . .

Uma lagoa:. . . . .

Uma estrada:. . . . .

Um parque:. . . . .

Um estado no Brasil:. . . . .

Uma cidade no Brasil:. . . . .

Uma cidade na Europa:. . . . .

Uma cidade na América do Norte:. . . . .

Uma cidade na América do Sul: . . . .

Algumas capitais no Brasil, na Europa, na América do Sul:. . . . .

Um esporte marítimo: . . . .

Um esporte a cavalo:. . . . .

Um esporte aéreo:. . . . .

Um esporte terrestre:. . . . .

Um pintor/a:. . . . .

Um escultor/a:. . . . .

Um cantor/a:. . . . .

Um músico/a:. . . . .

Um maestro:. . . . .

Um arquiteto/a:. . . . .

Um juiz:. . . . .

Um médico:. . . . .

Um dentista:. . . . .

Uma raça de cachorros:. . . . .

Uma ave:. . . . .

Um réptil:. . . . .

Um mamífero:. . . . .

Um peixe:. . . . .

Uma árvore:. . . . .

Uma planta:. . . . .

Uma flor:. . . . .

Uma festa:. . . . .

Um feriado universal:. . . . .

Um feriado nacional:. . . . .

Um prêmio:. . . . .

Um teatro:. . . . .

Um cinema:. . . . .

Um ator ou uma atriz:. . . . .

Um músico clássico . . . .

Um corredor famoso . . . .

Um tenista brasileiro . . . .

Um tenista estrangeiro . . . .

Um técnico de futebol . . . .

Um jogador de futebol antigo . . . .

Um jogador de futebol atual . . . .

▪ Responda:

Espaço entre árvores no meio da floresta: . . . .

Os atores do teatro preparam-se neste recinto: . . . .

O médico usa para escutar os batimentos cardíacos: . . . .

Serve para segurar e dirigir o cavalo: . . . .

Aquele que treina os animais no circo: . . . .

Conjunto de instrumentistas musicais dirigidos por um chefe: . . . .

Elemento que o violinista precisa ter em mãos para tocar: . . . .

Onde o padeiro assa o pão: . . . .

Momento no qual a lua esconde o sol: . . . .

Pequenos mostradores do relógio que marcam as horas e minutos: . . . .

Instrumento usado pelo dentista para tratar uma cárie num dente: . . . .

Pedal do automóvel que faz com que ele avance: . . . .

Ferramenta usada para cortar madeira: . . . .

Instrumento usado pelo pintor para pintar: . . . .

ESTIMULAÇÃO DA LINGUAGEM E DA MEMÓRIA — TREINAMENTO PRÁTICO

Espaço na parede, reentrância, onde se coloca um objeto: . . . .

Piano usado nos concertos do Teatro Municipal: . . . .

Parte de trás da cama geralmente de madeira: . . . .

Aquilo que se usa para limar unhas:. . . . .

Ferramenta que se usa para apertar parafusos: . . . .

Líquido usado para retirar esmalte: . . . .

Instrumento com que se formam ou medem ângulos retos:. . . . .

Peça de marfim que compõe o teclado de piano: . . . .

Utensílio com tubo por onde escoa água ao ser inclinado:. . . . .

Instrumento com que se mede o tempo: . . . .

Produção calcária vermelha usada em joias: . . . .

Peça de fios unidos e torcidos uns sobre os outros: . . . .

Instrumento de ferro com cabo de pau para cravar pregos: . . . .

Região cercada por água menos por um lado que se liga ao continente: . . . . .

Animal invertebrado semelhante à minhoca: . . . .

Astro central, luminoso, do nosso sistema planetário: . . . .

Parte dura e sólida que forma o arcabouço do corpo humano: . . . .

Pano colorido que serve de distintivo de uma nação:. . . . .

Construção no mar em forma de torre com foco luminoso na parte
superior:. . . . .

Metal maleável, cinza azulado, com inúmeras aplicações na indústria:. . . . . .

Lâmina cheia de orifícios por onde escoa água para os encanamentos: . . . . .

Colo alongado da garrafa com entrada estreita: . . . .

Abrigo portátil composto de haste e armação de varetas cobertas por
tecido: . . . .

▪ O que eles fazem?

O farmacêutico: . . . .

O açougueiro: . . . .

O livreiro: . . . .

O antiquário: . . . .

O padre: . . . .

O ourives: . . . .

A doceira: . . . .

A modista: . . . .

O sapateiro: . . . .

O verdureiro: . . . .

O perfumista: . . . .

O joalheiro: . . . .

O eletricista: . . . .

O herborista: . . . .

O editor: . . . .

A retratista: . . . .

▪ Cite:

ANIMAIS

INSETOS

FLORES

PEIXES

TRANSPORTES

ESPORTES

PROFISSÕES

FERRAMENTAS

ELETRODOMÉSTICOS

TECIDOS

ADORNOS

TIMES DE FUTEBOL

VERBOS

ALIMENTOS

▪ O que fazemos?

Quando um botão da roupa caiu? . . . .

Quando estamos cansados? . . . .

Quando nos sujamos? . . . .

Quando chove? . . . .

Quando um cômodo da casa está escuro? . . . .

Quando o telefone toca? . . . .

Quando o despertador toca? . . . .

Quando o carro está enguiçado? . . . .

Quando a torneira está pingando sem parar? . . . .

Quando se recebe uma fatura?. . . . .

Quando fomos roubados? . . . .

Quando queremos notícias de alguém? . . . .

Quando a terra do jardim ou dos vasos estiver seca? . . . .

Quando nosso dinheiro acaba? . . . .

Quando uma criança não se comporta?. . . . .

Quando há uma ameaça de incêndio?. . . . .

Quando se quer ver um filme?. . . . .

Quando falta luz? . . . .

Quando nos oferecem um presente? . . . .

Quando cortamos o dedo?. . . . .

Quando o anel de prata escureceu?. . . . .

Quando a máquina de lavar roupas quebra? . . . .

Quando estamos na rua e começa a chover? . . . .

Quando fura um pneu do carro? . . . .

Quando seu carro quebra e você precisa sair? . . . .

ESTIMULAÇÃO DA LINGUAGEM E DA MEMÓRIA — TREINAMENTO PRÁTICO

- **Responda:**

O que você faz com um secador de cabelos?................................

O que você faz com um barbeador? ....

O que você faz com uma esferográfica?................................

O que você faz com uma régua? ....

O que você faz com um compasso?....................................

O que você faz com uma tesoura?.....................................

O que você faz com um alfinete?......................................

O que você faz com um alicate? ....

O que você faz com um serrote? ....

O que você faz com um coador?.......................................

O que você faz com um liquidificador? ....

O que você faz com uma caneta? ....

O que você faz com um detergente? ....

O que você faz com um grampeador?..................................

O que você faz com uma faca? ....

O que você faz com um par de agulhas de tricô?.......................

O que você faz com uma impressora? ....

Quem cuida dos doentes?..

Quem vende carne? ....

Onde se vai para ver um filme?.......................................

No que se pode sentar? ....

Quem conserta os sapatos?..

O que recobre uma casa? ....

Para que serve uma borracha? . . . .

Qual a máquina que puxa um trem? . . . .

Do que é feito um caderno?. . . . .

Com que nos enxugamos depois do banho? . . . .

Qual a estação mais quente? . . . .

Quem trata dos nossos dentes? . . . .

O que navega na água? . . . .

O que cai das árvores no outono? . . . .

Onde o carteiro coloca a correspondência? . . . .

Com que passamos a roupa? . . . .

Quem trabalha com madeira? . . . .

Com que podemos escrever? . . . .

Quem é que faz os doces? . . . .

Quem escreve os artigos nos jornais? . . . .

O que se usa para pesar? . . . .

Como se chama o filhote da vaca? . . . .

Com que abrimos a porta? . . . .

O que é que escorre da torneira? . . . .

O que o cachorro gosta de roer? . . . .

No que se escreve com giz? . . . .

Do que é feita uma garrafa? . . . .

Quem celebra a missa? . . . .

Quem conduz um automóvel?. . . . .

Onde se lava a louça? . . . .

ESTIMULAÇÃO DA LINGUAGEM E DA MEMÓRIA — TREINAMENTO PRÁTICO **73**

O que mede o termômetro?. . . . .

Onde pegamos o avião? . . . .

Quem vende móveis antigos? . . . .

Que fruto dá a nogueira?. . . . .

Onde trabalha o agricultor? . . . .

O que é um baobá?. . . . .

Como se chamam os animais que comem folhas? . . . .

Qual o país mais populoso do mundo? . . . .

Quem foi Shakespeare?. . . . .

- **Dada a definição encontre a palavra adequada**

Elizabeth reina nesse país:. . . . .

Permite subir: . . . .

Governavam a França: . . . .

Onde deposito dinheiro: . . . .

Ele nos informa sobre a atualidade: . . . .

Nós a utilizamos na poesia: . . . .

Quando está vermelho devo parar: . . . .

Em todas as idades gostamos de jogar: . . . .

Jesus fez alguns: . . . .

Nome de uma cor que é também uma flor: . . . .

Ele tem conhecimento sobre a história da cidade: . . . .

Eu não quero te dar, eu quero: . . . .

Precisamos dele para prender um prego: . . . .

Ele tem várias esposas: . . . .

Elas permitem voar:. . . . .

Sem eles não podemos erguer um muro: . . . .

Elas permitem ao idoso se locomover em segurança: . . . .

Com eles podemos imprimir movimento na bicicleta: . . . .

É o país mais populoso da terra: . . . .

Quero menos pois tenho: . . . .

Quadro famoso de Leonardo Da Vinci: . . . .

Onde guardamos nossas coisas: . . . .

Contrário de inimigos:. . . . .

Uma capital da Europa onde corre o rio Sena: . . . .

Uma região de floresta densa no Brasil: . . . .

Permite limpar os sapatos de couro:. . . . .

Ele não apaga o fogo, mas conserta os problemas de hidráulica:. . . . .

Molhamos o jardim com ela: . . . .

Quando há incêndio não se deve usá-lo: . . . .

Elas ocupam praticamente todos os espaços na sala do cinema: . . . .

Por meio deles nos comunicamos: . . . .

Por meio dele todos numa conferência podem nos ouvir: . . . .

Por meio dessa noção nos cuidamos contra acidentes: . . . .

Ato de reação violenta:. . . . .

Dizer como é uma coisa: . . . .

Todos os seres humanos são submetidos a elas: . . . .

Usar as mãos:. . . . .

EVOCAÇÃO COM ANÁLISE E SÍNTESE

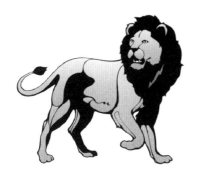

O E Ã L

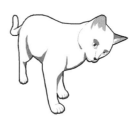

T G O A

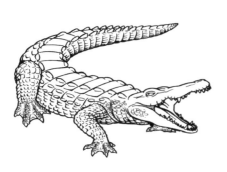

R J É A A C

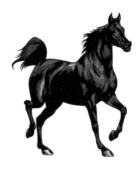

V A A L C O

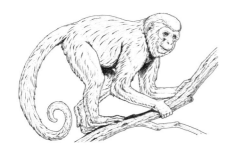

A A M C O C

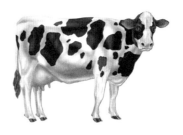

A A C V

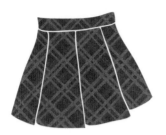

I A S A

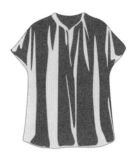

B S A L U

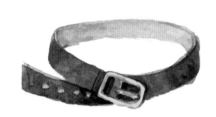

T C O I N

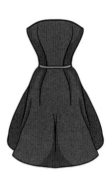

V I T E D S O

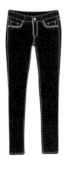

C L A A Ç

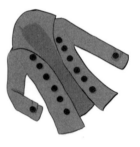

S C O A C A

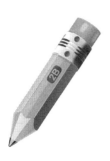

Á I S P L

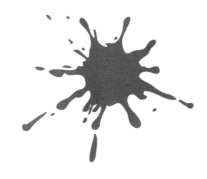

A I N T T

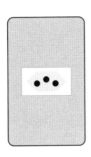

A A D M O T

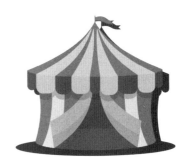

C C I O R

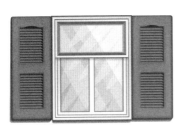

A A E L N J

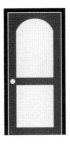

O A P R T

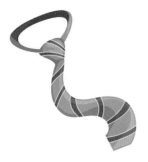

T A G A R A V

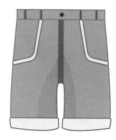

A B R E D U M

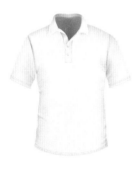

M A I C S A

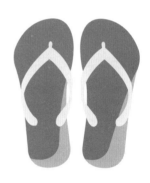

H I C O N L E

Ó R L E G O I

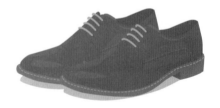

A A P O S T

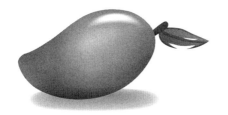

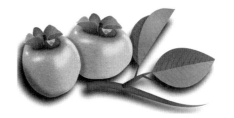

A A N G M

Q C U I A

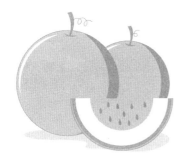

O L M Ã E

M R O G N A O

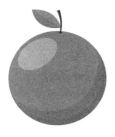

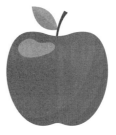

A A L N A J R

Ç M A Ã

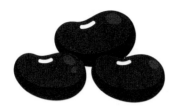

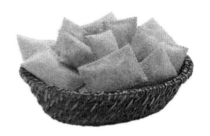

FJIOÃE

PLEATS

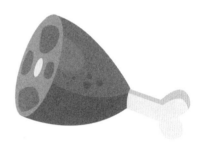

OOLB

RNACE

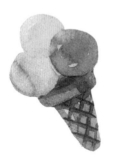

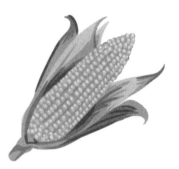

ORSTEEV

LHIOM

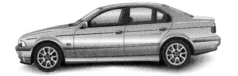 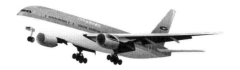

R R O A C   V A I O Ã

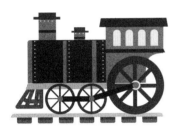 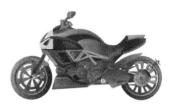

R E M T   O O T M

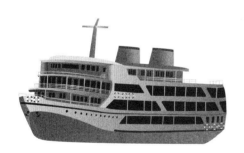 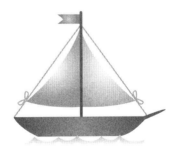

V I N A O   O B C A R

EVOCAÇÃO POR IMAGENS

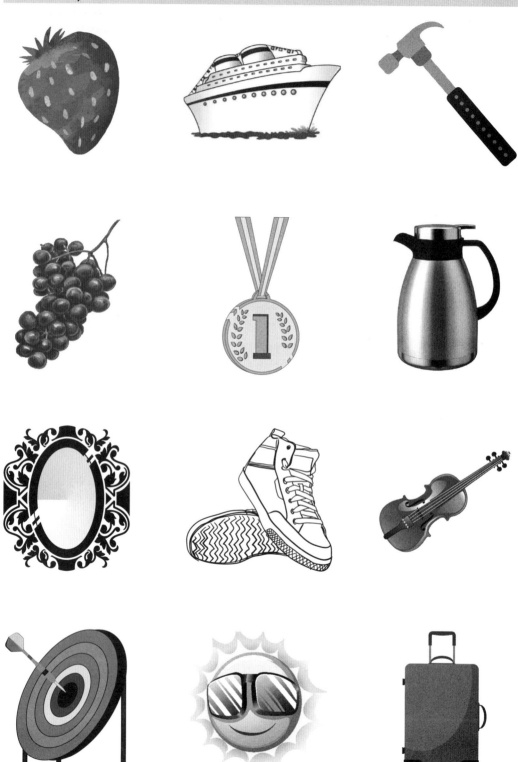

ESTIMULAÇÃO DA LINGUAGEM E DA MEMÓRIA — TREINAMENTO PRÁTICO

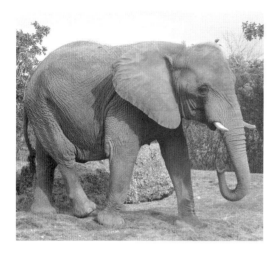
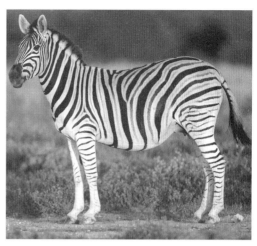
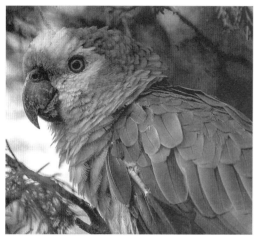
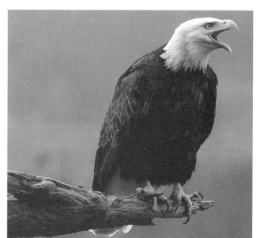
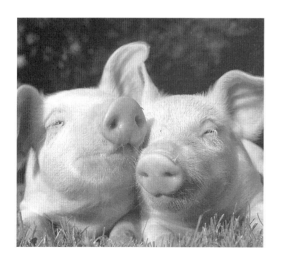
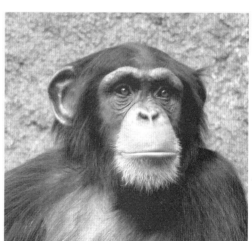

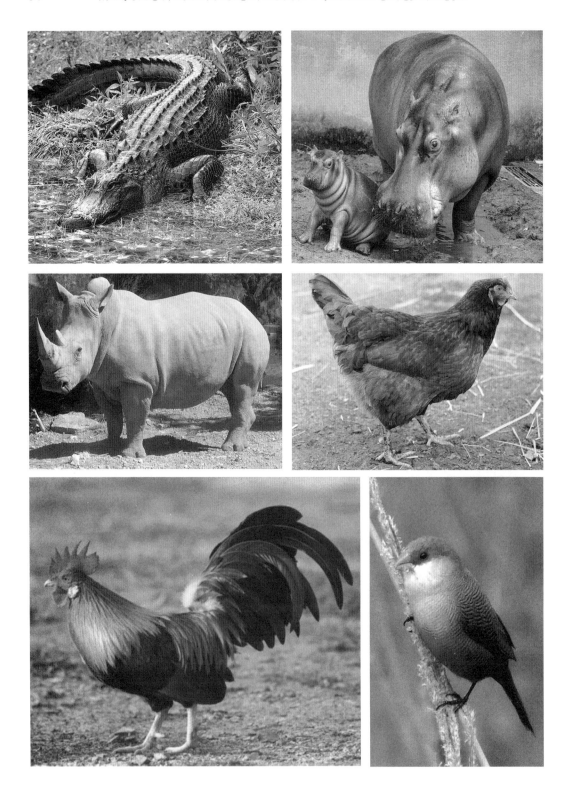

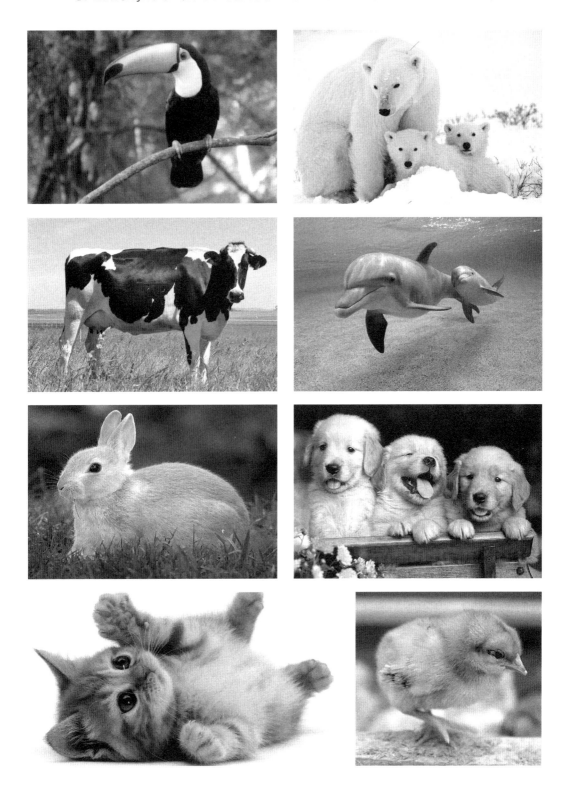

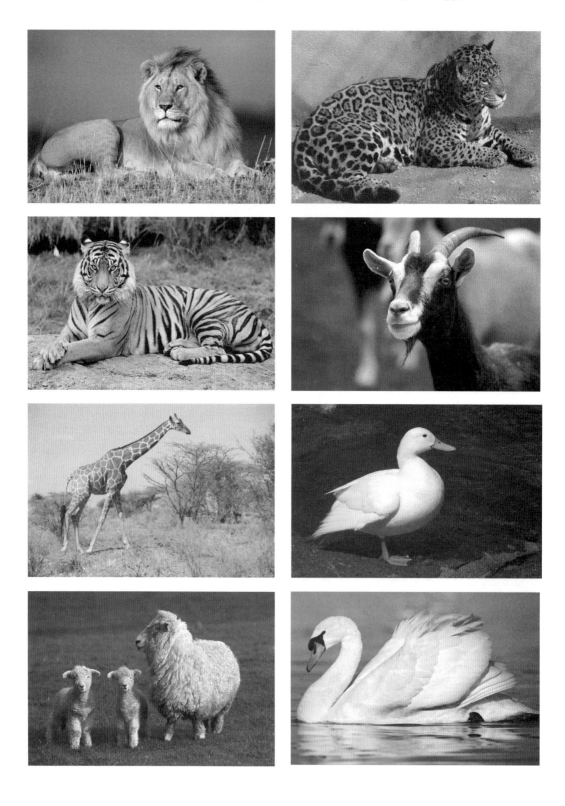

ESTIMULAÇÃO DA LINGUAGEM E DA MEMÓRIA — TREINAMENTO PRÁTICO 87

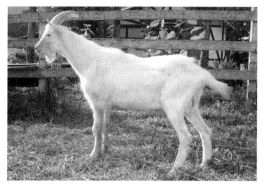
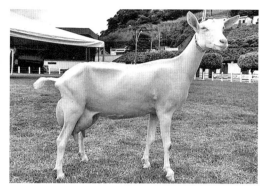
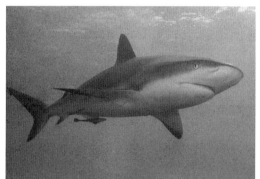
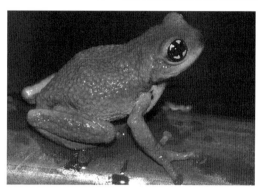
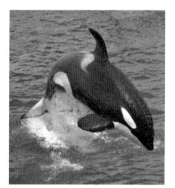
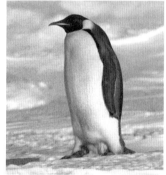
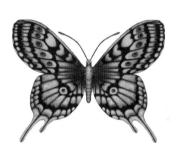
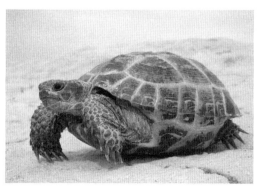
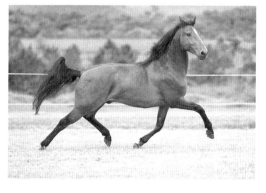

EXPRESSÕES POPULARES

- **Reescreva as seguintes frases, substituindo as expressões em negrito por outras, sem modificar o significado.**

Quanto tempo ainda vou ficar **mofando** nesta cadeira?

....

Algo aconteceu na minha rua! Está o maior **fuzuê** lá embaixo.

....

Eu estava com a **pulga atrás da orelha**, agora já estou **de orelha em pé**.

....

Não **dou conta** de resolver este problema sozinho.

....

Ela está **empacada** naquele problema.

....

Não vou poder viajar este ano, estou **completamente dura**!

....

Eu não **ponho a mão no fogo** por ele.

....

É sempre a classe média quem **paga o pato** no Brasil!

....

Só vou se **me der na telha**.

....

Eles **não abrem mão** de viajar nas férias com os netos.

....

ESTIMULAÇÃO DA LINGUAGEM E DA MEMÓRIA — TREINAMENTO PRÁTICO

Dormiu no ponto, um ladrão leva seu celular. Por isso, olho aberto!

....

As delações premiadas sobre a corrupção no Brasil ainda **vão dar pano pra manga**.

....

Levei o **maior bolo** da Joana ontem, que tinha combinado de vir ao meu aniversário!

....

A sociedade dos irmãos Braga está **fazendo água**.

....

Como diz a Cora Rónai, o Brasil está **indo para o brejo**.

....

Ela está mais sumida que **umbigo de freira**.

....

FORMAÇÃO DE FRASES

- **Faça frases que contenham as expressões abaixo**

QUEM . . . .

QUE . . . .

PORQUE . . . .

ONDE . . . .

QUANDO . . . .

QUAL . . . .

ALGUMA . . . .

COMO . . . .

QUANTO . . . .

QUEM e COM . . . .

DE e DEBAIXO . . . .

DENTRO e PARA . . . .

ENTÃO e POR . . . .

SOBRE e DEPOIS . . . .

POR e DEBAIXO . . . .

APESAR DE . . . .

ENQUANTO . . . .

TALVEZ . . . .

ANTES . . . .

SE . . . .

ESTIMULAÇÃO DA LINGUAGEM E DA MEMÓRIA — TREINAMENTO PRÁTICO **91**

- **Forme frases com os grupos de palavras abaixo:**

Eu estou	bem
	cansado
	triste
	preocupado
	feliz
	com raiva
Eu estou sentindo	dor
	fome
	sede
	calor
	pena
Eu estou querendo	um banho
	passear
	ver ...
	arrumar ...
	comer fora
	ir ao *shopping*
	ir ao cabeleireiro
	ir ao barbeiro
	ir ao dentista
	ir ao médico
	ir ao Banco
	ir visitar ...
	comprar ...
	dar ...
	encontrar ...
	pedir ...
	receber ...

FORMAÇÃO DE PALAVRAS

- **Formar nomes de países e capitais – usando algumas das sílabas da direita**

1. **Pa**	ga boa
2. **Fran**	sia da
3. **Pra**	na tra ma
4. **Ro**	dres ris
5. **Ber**	ban ça
6. **Lis**	íça go
7. **Ma**	xelas
8. **Su**	cia de
9. **Bra**	pão ger
10. **Chi**	dri bie
11. **Lon**	na lim
12. **Rús**	nya
13. **Ja**	de quie
14. **Sué**	sil
15. **Bru**	blin

ESTIMULAÇÃO DA LINGUAGEM E DA MEMÓRIA — TREINAMENTO PRÁTICO 93

- **Forme palavras ligando as sílabas da esquerda com as da direita**

pa	tor
por	cha
pin	pel
pu	ca
pes	tão
bom	cho
ban	ço
bi	bom
bu	la
ber	co
tar	me
to	ta
tex	de
tru	que
ti	do
tan	to
di	do
do	te
du	a
den	ma
da	ce
ves	cas

mo	tre
mi	to
mar	la
mes	te
mu	lho
men	ço
na	ca
nu	da
ne	nho
ni	da
noi	ve
nor	co
fa	ta
von	jão
fru	go
fei	foro
fós	to
fi	te
va	tade
ven	tido
vi	sa

ves	to
val	dro
so	to
san	viço
sus	no
ser	te
sor	le
cha	colate
chei	cara
chu	ve
xa	ro
xí	te
cho	to
jan	nal
jus	dim
jor	tar
jei	ta
jar	go

■ Junte as sílabas para formar palavras que representem a categoria

Legumes

fa	po	ra	va	tes	ce	al
re	gem	to	ce	ma	lho	nou

Frutas

ran	pe	ma	ce	mo	ran	pi	ja
go	çã	nha	la	re	ra	ja	

Vestimentas

no	tó	ves	mu	cal	pa	da
ti	le	ber	do	ter	ça	

Transportes

ta	de	na	bi	bon	ci
ô	vio	bus	cle	ni	

Ferramentas

te	ro	mar	pu	te	ser	li
ra	te	ser	ca	a	lo	a

Países

gal	pa	tur	es	ça	por	bél
qui	fran	tu	nha	ca	gi	a

Rios

nú	ne	são	re	o	cis	da
co	no	se	fran	bi	na	gro

FRASES FAMOSAS

A experiência é o nome que damos aos nossos erros.
Oscar Wilde

Eu não me importo com o que os outros pensam sobre o que eu faço, mas eu me importo muito com o que eu penso sobre o que eu faço. Isso é caráter.
Theodore Roosevelt

As ideias das pessoas são pedaços da sua felicidade.
William Shakespeare

Não confunda jamais conhecimento com sabedoria. Um ajuda a ganhar a vida; a outra a construir uma vida.
Sandra Carey

Façamos da interrupção um caminho novo.
Da queda um passo de dança, do medo uma escada, do sonho uma ponte, da procura um encontro!
Fernando Sabino

Um sonho sonhado sozinho é um sonho. Um sonho sonhado junto é realidade.
Raul Seixas

Não há solidão mais triste do que a do homem sem amizades. A falta de amigos faz com que o mundo pareça um deserto.
Francis Bacon

É tão absurdo dizer que um homem não pode amar a mesma mulher toda a vida, quanto dizer que um violinista precisa de diversos violinos para tocar a mesma música.
Honoré de Balzac

Concedei-nos Senhor, Serenidade necessária, para aceitar as coisas que não podemos modificar, Coragem para modificar aquelas que podemos e Sabedoria para distinguirmos umas das outras.
Reihold Niebuhr

A suprema felicidade da vida é a convicção de ser amado por aquilo que você é, ou melhor, apesar daquilo que você é.
Victor Hugo

ESTIMULAÇÃO DA LINGUAGEM E DA MEMÓRIA — TREINAMENTO PRÁTICO

A vida não consiste em ter boas cartas na mão e sim em jogar bem as que se tem.
Josh Billings

Fazer aniversário é olhar para trás com gratidão e para frente com fé!
Rosaura Gomes

Existem dois objetivos na vida: o primeiro, o de obter o que desejamos; o segundo, o de desfrutá-lo. Apenas os homens mais sábios realizam o segundo.
L. Smith

O maior patrimônio de uma nação é o espírito de luta de seu povo e a maior ameaça para uma nação é a desagregação desse espírito.
George B. Courtelyou

Para mim, sábio não é aquele que proclama palavras de sabedoria, mas sim aquele que demonstra sabedoria em seus atos.
São Gregório

Todas as graças da mente e do coração se escapam quando o propósito não é firme.
William Shakespeare

Vale a pena viver – nem que seja para dizer que não vale a pena...
Mario Quintana

As três coisas mais difíceis do mundo são: guardar um segredo, perdoar uma ofensa e aproveitar o tempo.
Benjamin Franklin

Somos o que fazemos, mas somos, principalmente, o que fazemos para mudar o que somos.
Eduardo Galeano

A vida tem a cor que você pinta.
Mário Bonatti

Sob a direção de um forte general, não haverá jamais soldados fracos.
Sócrates

INTERPRETAÇÃO DE TEXTO

- **Estrelas e planetas**

Vários planetas são visíveis a olho nu: Marte, Júpiter, Vênus, Saturno e Mercúrio. Esses astros já eram conhecidos não apenas dos gregos, mas também de povos ainda mais antigos, como os babilônios. Apesar de sua semelhança com as estrelas, os planetas eram identificados pelos povos da Antiguidade graças a duas características que os diferenciavam.

Primeiro: as estrelas, em curtos períodos, não variam de posição umas em relação às outras. Já os planetas mudam de posição no céu com o passar das horas. À noite, esse movimento pode ser percebido com facilidade. Segundo: as estrelas têm uma luz que, por ser própria, pisca levemente. Já os planetas, que apenas refletem a luz do Sol, têm um brilho fixo.

Os planetas mais distantes da Terra só puderam ser descobertos bem mais tarde, com a ajuda de aparelhos ópticos como o telescópio. "O primeiro deles a ser identificado foi Urano, descoberto em 1781 pelo astrônomo inglês William Herschel", afirma a astrônoma Daniela Lázzaro, do Observatório Nacional do Rio de Janeiro (Superinteressante, agosto/01).

- **Marque a resposta certa**

Segundo o texto, pode-se afirmar que:

A) Os gregos não conheciam o planeta Urano.

B) Os gregos, bem como outros povos da Antiguidade, conheciam vários planetas do Sistema Solar.

C) A olho nu, os planetas se assemelham às estrelas.

D) Os povos da Antiguidade usavam aparelhos ópticos rudimentares para identificar certos planetas.

E) Os povos antigos sabiam diferençar os planetas das estrelas, mesmo sem aparelhos ópticos.

ESTIMULAÇÃO DA LINGUAGEM E DA MEMÓRIA — TREINAMENTO PRÁTICO **101**

Segundo o texto a Astronomia é uma ciência que, em dadas circunstâncias, pode prescindir de:

A) Estrelas.

B) Planetas.

C) Instrumentos.

D) Astrônomos.

A diferença que os antigos já faziam entre estrelas e planetas era referente a:

A) Brilho e posição.

B) Beleza e posição.

C) Importância e disposição.

D) Brilho e importância.

E) Beleza e disposição.

Com base no texto, infere-se que o planeta Netuno:

A) Era conhecido dos gregos.

B) Foi descoberto sem ajuda de aparelhos ópticos.

C) Foi descoberto depois de Plutão.

D) Foi descoberto depois de Urano.

E) Foi identificado por acaso.

Segundo o texto, as estrelas:

A) Nunca mudam de posição.

B) São iguais aos planetas.

C) Não piscam.

D) Só mudam de posição à noite.

E) Mudam de posição em longos períodos de tempo.

Gol descalço

Você consegue imaginar que, em uma partida de futebol de um campeonato tão importante como a Copa do mundo, um jogador fez um gol descalço? Não? Pois acredite: isso aconteceu de verdade!

Foi na Copa do Mundo de 1938, realizada na França. O Brasil jogava contra a Polônia debaixo de forte temporal, quando, de repente, o jogador brasileiro Leônidas Silva perdeu uma de suas chuteiras e, com o pé descalço, fez um golaço!

Atualmente, esse gol certamente seria anulado, mas na época foi aceito.

Autor desconhecido.

Responda

1. Qual é o título do texto? . . . .

2. Quem é o autor do texto? . . . .

3. Quando e onde aconteceu esta Copa do Mundo? . . . .

4. Quem foi o responsável pelo gol? . . . .

(   ) Pelé

(   ) Leônidas Silva

(   ) Neymar

5. Em que circunstância esse gol aconteceu? . . . .

Pequenas histórias

Pedro parte para a guerra.

Ele acabou de ficar noivo.

Sua noiva está intranquila.

Ela pergunta para Pedro: Quando você volta?

ESTIMULAÇÃO DA LINGUAGEM E DA MEMÓRIA — TREINAMENTO PRÁTICO **103**

- **Responda:**

Pedro parte para onde?

O que ele acabou de fazer?

Como se sente sua noiva?

Qual a pergunta que ela fez para ele?

Pedro parte para a .... Ele acabou de ficar ....

Sua noiva está .... Ela pergunta para ele..

Dois amigos vão a um bar.

Um pergunta: Como vai você?

O outro responde: Estou cansado

Daí eles contam suas respectivas viagens.

- **Responda:**

Onde vão os dois amigos? ....

O que pergunta o primeiro amigo? ....

O que responde o segundo amigo? ....

Sobre o que eles falam? ....

Dois amigos vão a um .... Um deles pergunta: .... ? O outro responde:

Eu estou .... Depois eles contam suas respectivas ....

LEITURA E COMPREENSÃO DE TEXTO

■ A construção do Cristo

Estátua completa 75 anos em outubro

Símbolo do Rio de Janeiro e mais famoso cartão-postal do Brasil, a estátua do Cristo Redentor completa 75 anos em outubro. A obra monumental, que mobilizou a então capital por uma década, começou a ser sonhada já em meados do século 19. Em 1859, um padre francês, Pierre-Marie Bos, sugeriu para a princesa Isabel a construção da imagem no alto do Corcovado, a 710 metros de altura, no Parque Nacional da Tijuca. A idéia ressurgiu em 1921 como parte das celebrações do centenário da Independência do país, no ano seguinte. Numa assembleia, o Corcovado derrotou montanhas como o Pão de Açúcar, na Urca, e o morro de Santo Antônio, no Centro. Em 1922, após receber um abaixo-assinado com 20 mil nomes solicitando a construção, o presidente Epitácio Pessoa autorizou a obra.

Para custear a empreitada, uma campanha de arrecadação que uniu desde os mais ricos até os índios bororós angariou o equivalente hoje a cerca de 9 milhões de reais. Então chefe do Governo Provisório, Getúlio Vargas comandou a inauguração na noite de 12 de outubro de 1931. A iluminação seria acionada da Itália, pelo cientista Guglielmo Marconi, inventor do telégrafo sem fio. O mau tempo impediu a façanha e o sistema foi ligado no local.

FÁBIO VARSANO

Fazer uma vaquinha

Expressão está relacionada ao futebol e ao jogo do bicho

O ato de juntar algumas pessoas para coletar um dinheirinho passou a ser conhecido como "fazer uma vaquinha" no século 20 por causa do futebol. Nas décadas de 20 e 30, quase nenhum jogador de futebol ganhava salário – luxo só garantido aos atletas do Vasco da Gama.

Nesses tempos bicudos, muitas vezes a própria torcida reunia-se a fim de arrecadar, entre si, um "prêmio" para agraciar os craques. A grana era paga de acordo com o resultado obtido em campo. Os valores dessas "bolsas" associavam-se aos números do jogo do bicho, loteria criada nos fins do Império. Se arrecadassem 5 mil-réis, por exemplo, chamavam o prêmio de "um cachorro", já que 5 é o número do cachorro no jogo. Dez-mil réis eram "um coelho". Quinze mil-réis, "um jacaré". Vinte mil, "um peru". Vinte e cinco mil, o prêmio máximo, era chamado de "uma vaca". Nascia a expressão "fazer uma vaquinha". A.L.

A vaquinha era o

prêmio máximo

ORGANIZAÇÃO DE FRASES

- **Coloque as palavras em ordem correta**

cabeleireiro – cabelo – o – meu – cortou.

. . . .

jardineiro – as – rega – flores – o.

. . . .

tratar – veterinário – meu – vai – o – gato.

. . . .

na – o – nadador – piscina – mergulhou – olímpica.

. . . .

publica – o – um – romance – escritor – novo.

. . . .

este – consertou – não – mecânico – carro – o – ainda.

. . . .

artigos – escreve – interessantes – este – alguns – jornalista.

. . . .

expõem – obras – suas – neste – artistas – museu – famosos.

. . . .

caminhão – o – seu – dirige – motorista – prudentemente.

. . . .

muitos – esperam – plataforma – da – trem – na – viajantes – o – estação.

. . . .

ESTIMULAÇÃO DA LINGUAGEM E DA MEMÓRIA — TREINAMENTO PRÁTICO   107

eficaz – prescreveu – médico – um – doente – ao – o – seu – medicamento.

. . . .

dois – jogador – marcou – contra – este – gols – adversário – o.

. . . .

mal – eu – instalada – estou.

. . . .

lentamente –? – você – falar – pode.

. . . .

vou – salsichas – comprar – para – eu – jantar – o.

. . . .

Cuba – duramente – foi – atingida – tempestade – pela.

. . . .

esportivos – leia – resultados – jornal – os – no.

. . . .

com – brinca – o – o – irmã – tempo – gato – todo – minha.

. . . .

restaurante – ir – você – comer – ao – comigo – de – gostaria?

. . . .

noite – os – você – lençóis – esta – puxou – descobriu – me – e.

. . . .

construções – para – as – custaram – Olimpíadas – dinheiro – muito – as.

. . . .

perdida – estou – você – repetir – pode – eu?

. . . .

ORGANIZAÇÃO DE SENTENÇAS

- **Em uma sequência lógica, numere a sequência dos fatos**

VISITA AO MÉDICO

(   ) Marcar os exames pedidos pelo médico

(   ) Buscar o resultado dos exames

(   ) Telefonar para marcar a consulta

(   ) Fazer os exames

(   ) Comparecer à consulta médica no dia marcado

PREPARANDO UM JANTAR PARA AMIGOS

(   ) Contratar uma boa cozinheira

(   ) Escolher a data mais apropriada

(   ) Fazer compras no supermercado

(   ) Escolher o cardápio com a cozinheira

(   ) Fazer uma lista de compras

(   ) Convidar os amigos

PREPARANDO-SE PARA UMA VIAGEM

(   ) Embarcar

(   ) Comprar uma passagem

(   ) Fazer as malas

(   ) Escolher um destino

(   ) Fazer o check in

(   ) Ir para o aeroporto

(   ) Despachar as malas

(   ) Pegar um taxi

MUDANDO DE ENDEREÇO

(   ) Visitar os apartamentos

(   ) Escolher a localização preferida

(   ) Contratar um corretor

(   ) Decisão de se mudar

(   ) Escolher um dos apartamentos visitados

(   ) Listar os itens mais importantes que o apartamento deve ter

FALAR AO TELEFONE

(   ) Esperar que atendam

(   ) Esperar o tom de discar

(   ) Procurar o número na lista

(   ) Falar no aparelho

(   ) Compor o número no teclado

LAVAR ROUPA

(   ) Dobrar a roupa

(   ) Colocar no varal para secar

(   ) Colocar a roupa na máquina de lavar

(   ) Guardar a roupa

(   ) Lavar a roupa

(   ) Passar a roupa

SAIR DE CARRO

( ) Sentar no banco

( ) Soltar o feio de mão

( ) Colocar a chave no contato

( ) Pegar o chaveiro

( ) Passar a primeira

( ) Fechar a porta

( ) Acelerar

( ) Colocar o cinto de segurança

( ) Abrir a porta

( ) Acionar o motor

ORGANIZAÇÃO DE SEQUÊNCIA

- **História do Brasil**

(   ) Dona Maria Leopoldina se casou em maio de 1817, por procuração, com Pedro de Alcântara, que se tornou mais tarde Imperador do Brasil como Pedro I.

(   ) Leopoldina era extraordinariamente culta e se interessava por botânica e mineralogia.

(   ) Maria Leopoldina nasceu e viveu num palácio em Viena, de onde sua família reinava.

(   ) Ela pertencia a Casa de Habsburgo, uma nobre família da Europa.

(   ) Em nove anos de casamento, ficou grávida nove vezes. O filho mais novo, Pedro de Alcântara, sucederia o pai no trono.

(   ) Chega ao Rio em 5 de novembro de 1817.

- **Filme: "Casablanca"**

(   ) Ilsa agora precisa da ajuda dele para fugir com seu marido dos nazistas.

(   ) Lá ele passa a dirigir uma casa noturna.

(   ) O filme " Casablanca" conta um drama romântico que se passa durante a segunda guerra.

(   ) Casablanca estava sob o controle dos franceses.

(   ) Por força do destino ele reencontra sua antiga paixão, Ilsa, que agora está casada com um dos lideres da resistência tcheca.

(   ) Rick, um exilado americano, encontra refúgio na cidade marroquina de Casablanca durante a segunda guerra.

(   ) O dilema do americano é ajudar ou não sua amada a escapar de Casablanca com seu marido.

■ Filme: "Emma"

( ) A personagem principal do filme " Emma" é uma jovem bonita, inteligente e rica.

( ) Alguns conhecidos se atraem pela moça, mas ela decide se ocupar dando conselhos na vida sentimental das amigas.

( ) Quando sua querida governanta Miss Taylor vai embora para se casar, Emma sente um grande vazio em sua vida e resolve ocupar-se dando conselhos sentimentais para suas amigas.

( ) Emma vivia confortavelmente numa pequena cidade no interior da Inglaterra.

( ) Na verdade, por trás da sua suposta autoridade nos assuntos sentimentais, Emma revela-se uma mulher que nunca se apaixonou.

■ Filme: "Blade Runner – O Caçador de Androides"

( ) Uma grande corporação desenvolve robôs inteligentes e mais fortes e ágeis que um Ser humano.

( ) Em 2019, um ex- policial é acionado para caçar um grupo fugitivo de 5 replicantes.

( ) O filme " Blade Runner – Caçador de Androides" se passa no século 21.

( ) Um grupo de robôs provoca um motim em uma colônia fora da Terra.

( ) Os robôs seriam usados como escravos na colonização e exploração de outros planetas.

( ) Os robôs eram identificados como " replicantes".

( ) O motim faz os replicantes serem considerados ilegais na Terra, sob pena de morte.

- **Filme: "Xica da Silva"**

(   ) Xica da Silva torna-se então uma dama na sociedade de Diamantina.

(   ) Sua fama chega até a Corte Portuguesa.

(   ) Ela passa a promover festas e banquetes luxuosos.

(   ) O filme " Xica da Silva" se passa na segunda metade do século XVIII.

(   ) Ele se apaixonou por ela, deu-lhe a alforria e se casou com ela.

(   ) Conta a história de uma escrava negra que conquista o coração do representante da Coroa Portuguesa João Fernandes.

- **Filme: "O Poderoso Chefão"**

(   ) Esta família italiana luta para estabelecer sua supremacia na América.

(   ) Uma tentativa de assassinato deixa "o chefão" incapacitado.

(   ) A estória se passa depois da Segunda Guerra.

(   ) O filme " O Poderoso Chefão" conta a estória de uma família mafiosa.

(   ) Seus filhos são forçados a assumirem os negócios.

PERCEPÇÃO VISUAL

- Reproduza os desenhos da esquerda

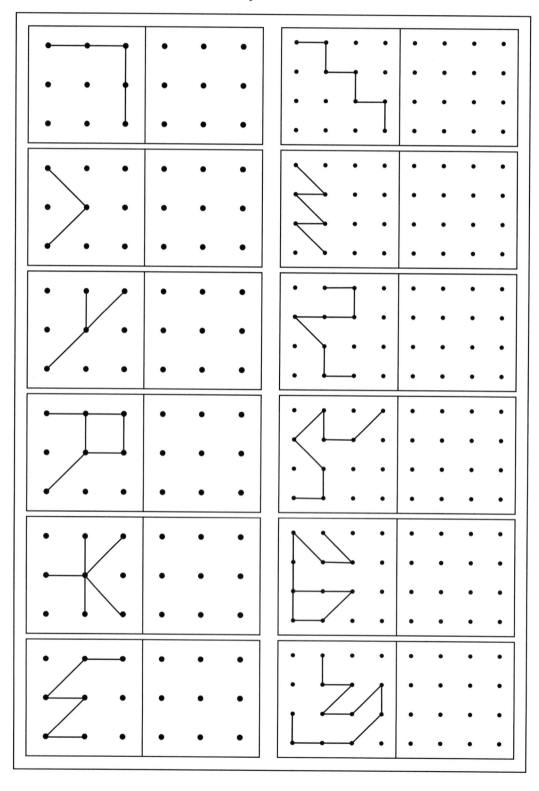

ESTIMULAÇÃO DA LINGUAGEM E DA MEMÓRIA — TREINAMENTO PRÁTICO 115

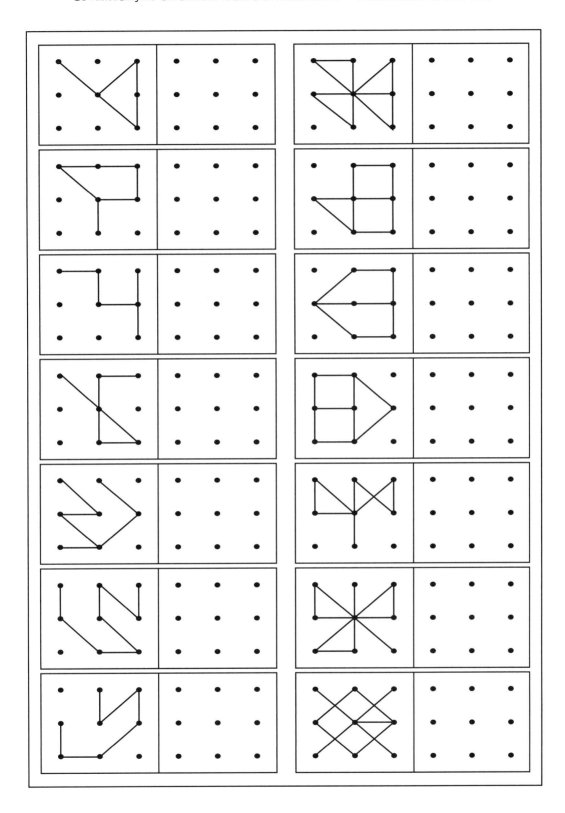

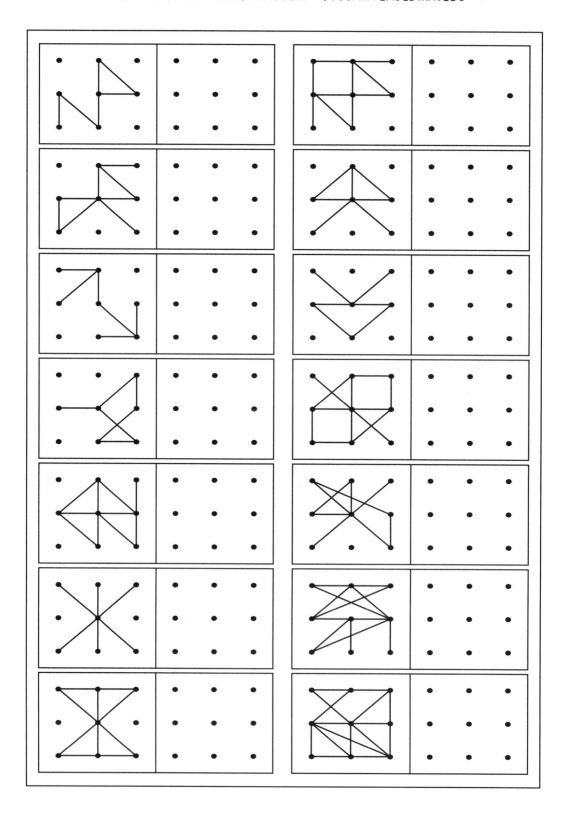

ESTIMULAÇÃO DA LINGUAGEM E DA MEMÓRIA — TREINAMENTO PRÁTICO **117**

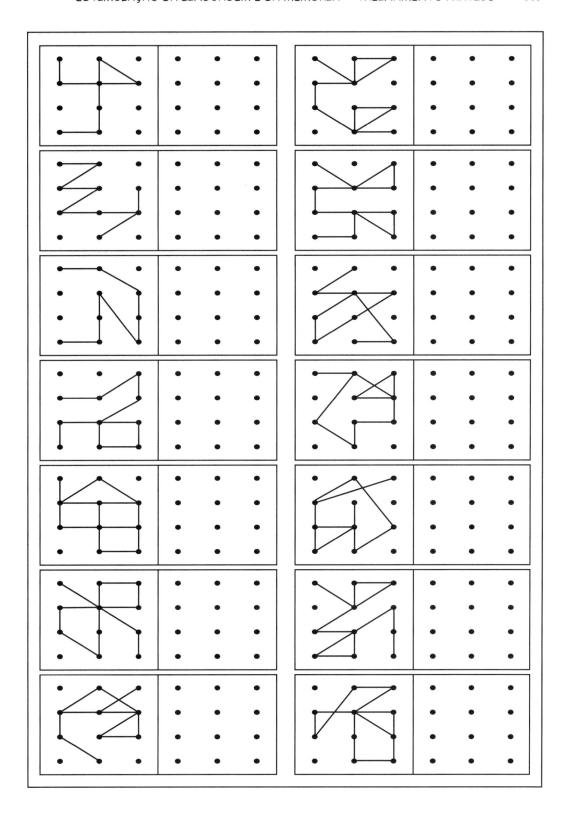

■ Modelo

POR QUÊ?

Andamos na calçada? . . . .

Compramos frutas? . . . .

As crianças vão para a escola?. . . . .

Vamos ao supermercado? . . . .

Lemos o jornal?. . . . .

Tomamos remédios? . . . .

Cultivamos o trigo? . . . .

Criamos animais? . . . .

Vamos à praia? . . . .

Temos carro?. . . . .

Pagamos impostos?. . . . .

Colocamos desinfetante numa ferida? . . . .

Viajamos de férias? . . . .

Lemos livros? . . . .

Economizamos dinheiro?. . . . .

Vamos ao cinema?. . . . .

Recebemos amigos em casa?. . . . .

PREPOSIÇÕES

- **Coloque as preposições**

O valor das coisas

No século 1, romanos gastavam quilos .... ouro .... comprar vasos misteriosos. Mil e quatrocentos anos depois, um nobre foi capaz .... trocar um castelo .... um velho pedaço de tecido. E, em pleno século 21, um colecionador anônimo comprou, ... internet, uma cueca usada .... 3 mil dólares. Há muito tempo os seres humanos cultivam o hábito .... gastar milhões .... artigos estranhos. Se antes a beleza do objeto e a raridade .... seu material contavam muito para valorizá-lo, hoje basta que ele tenha pertencido a alguém famoso. Mas, se parece bizarro que alguém pague milhares de dólares .... um pouco de cabelo de John Lennon, saiba que, na Idade Média, as pessoas faziam .... tudo para conseguir pedaços .... corpo de pessoas consideradas santas.

Durante os últimos dois milênios, o jeito como os seres humanos avaliam os objetos mudou muito – alguns preços caíram .... nunca mais se levantar, outros subiram às nuvens. Mesmo gente que achava estar pechinchando, como o holandês que comprou Manhattan dos nativos americanos, acabou se dando mal.

de – em – por – para – sem – até

Sobre o que fala este texto?

. . . .

PROFISSÕES E IMAGENS

- Escreva a profissão correspondente à imagem

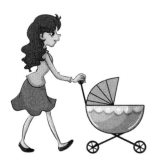
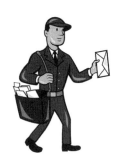

....

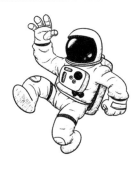
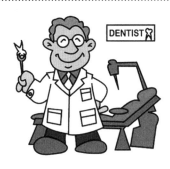

....

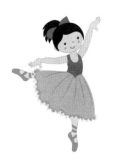
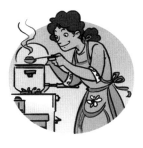

....

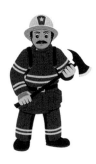
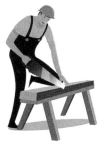

....

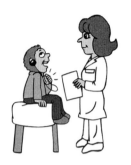 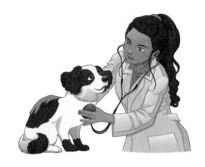

....

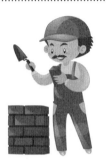 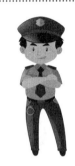

....

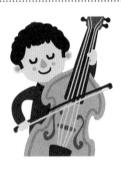 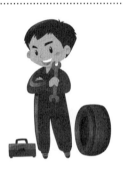

....

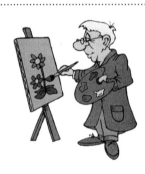 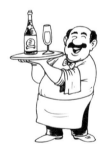

....

ESTIMULAÇÃO DA LINGUAGEM E DA MEMÓRIA — TREINAMENTO PRÁTICO

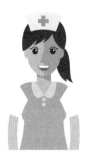 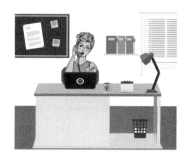

....

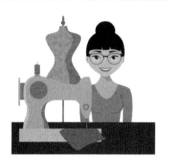 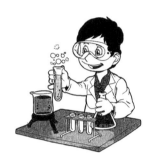

....

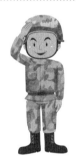 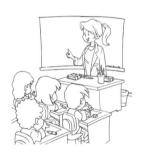

....

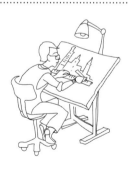 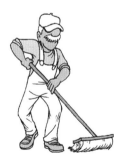

....

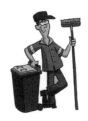

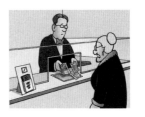

....

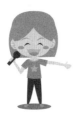

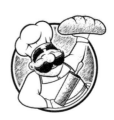

....

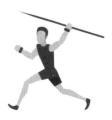

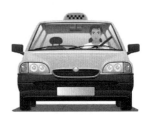

....

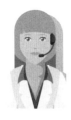

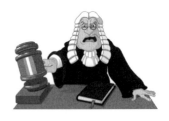

....

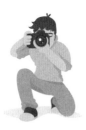

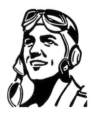

....

RACIOCÍNIO

Quantas datas de nascimento tem uma pessoa de cinquenta anos? . . . .

Mário Costa vive no Brasil, ele pode ser enterrado no Canadá? . . . .

O grande explorador Boaventura morreu numa de suas 3 viagens. Qual delas?
. . . .

Quantos animais de cada espécie Moisés fez entrar na sua arca? . . . .

Um avião leva 10 horas para chegar à Europa. Quanto tempo levarão 2 aviões?
. . . .

Um trem parte da Estação e logo entra num longo túnel. Em que vagão um passa-
geiro claustrofóbico deve se sentar? . . . .

Um bom automóvel não custa barato. Os automóveis baratos não são bons.
Você pode dizer se essas duas frases dizem a mesma coisa? . . . .

Cecília lê tudo que lhe cai nas mãos. Uma noite ela quase terminara um
romance quando faltou luz, mas isso não impediu que ela terminasse o livro.
Por quê? . . . .

A Senhora Cristina tem 3 filhas. Cada uma tem dois irmãos. Quantos filhos a Sra.
Cristina tem ao todo? . . . .

Um pato está na beira de um lago. Uma placa diz "Proibido nadar". Como ele faz
para se banhar? . . . .

■ Raciocínio e atenção

Observe as palavras abaixo e descubra a palavra pedida, usando a penúltima letra das palavras terminadas em /a/ e que possuem a terceira letra maiúscula.

baRca	lonGa	esPecial	caNoa	pUlseira
blUsa	Ponta	pulSeira	caRta	colônia
tuA	poRtão	caLma	caRteiro	LeA

A palavra é:

....

Observe as palavras abaixo e descubra a palavra pedida, usando a terceira letra dos verbos que possuem a segunda letra maiúscula.

alEgre	eMpurrar	seNtar	pRecisar	aSsustar
aRtigo	pAssar	Separar	esTIcar	pRocurar
pAsseio	suBir	enAmorar	aLarmar	sAltar

A palavra é:

....

RECONHECIMENTO VISUAL

- **Circule todas as sílabas TO do quadro abaixo:**

TI	GA	TO	NO	BA	CA
TO	PE	BA	NI	TO	TO
RA	JU	VO	TO	LU	XA
TO	FI	TO	TA	ZA	ME
DO	TO	GI	VE	FO	PU

- **Circule todas as palavras TOMATE do quadro abaixo:**

TOMATE	TODA	TALA	TELA	TUA
TOCA	TOMATE	TEIA	TANTO	TOMATE
TOSSE	TOMA	TOMATE	TONTO	TODO
TOMATE	TOPO	TOADA	TAÇA	TOMILHO
TIA	TOUCA	TROCO	TOMATE	TOMADA

- **Circule todas as sílabas BO do quadro abaixo:**

BO	GA	LO	MI	BO	GA
BE	PO	XI	TU	JI	BO
VU	BO	DO	TI	BI	BE
NE	BO	RA	SU	FO	VI
LI	SU	BO	TU	LA	BO

■ Circule todas as palavras **BOLA** do quadro abaixo:

BOLA	BOTA	BOLO	BOA
BACIA	BOTÃO	BLUSA	BOLA
BALA	BICO	BOLA	BARCO
BOTO	BOLA	BELA	BELO
BOLA	BICA	BOCA	BOLA

■ Circule todas as sílabas **SO** do quadro abaixo:

SO	TU	RI	BO	SO	SO
PA	BU	ZI	SO	VA	LO
TE	BE	SO	CA	XI	NE
DU	SO	MA	GI	LO	RO
SU	SO	VA	FE	TE	DI

■ Circule todas as palavras **SOPA** do quadro abaixo:

SOPA	SAPO	SUCO	SENTA
SURDO	SINO	SINAL	SOPA
SAIO	SAIA	SOPA	SACO
SONO	SOPA	SOPA	SECO
SANTO	SEDE	SUSTO	SOPA

ESTIMULAÇÃO DA LINGUAGEM E DA MEMÓRIA — TREINAMENTO PRÁTICO **129**

▪ Circule todas as sílabas CA do quadro abaixo:

CA	BA	CO	SU	CA	LI
MA	CA	TE	CA	FI	FA
VE	JO	DI	NU	CA	CA
PE	RU	SA	CA	TO	TU
CA	SE	CA	LU	PA	BI

▪ Circule todas as palavras CASA do quadro abaixo:

COISA	CASA	LASCA	PASSA
CASA	FAÇA	FALA	CURTO
PATO	MOLA	FILA	CASA
VACA	FOCA	CASA	CASA
BOCA	REDE	CASA	SUCO

▪ Circule todas as sílabas SA do quadro abaixo:

SA	SI	TO	AS	SA	TE
BA	SA	FE	VA	CA	SA
LE	PO	SA	SA	DO	TU
NO	MA	RE	JI	SA	ZO
RA	SA	RU	JU	SA	BE

Circule todas as palavras **SALA** do quadro abaixo:

SALA	NOTA	NETO	SALA
PORTA	SALA	SALA	OLHO
SINO	SALA	TELA	VELA
DENTE	PILHA	SALA	ZERO
RETO	CARTA	GELO	SALA

Circule todas as sílabas **MA** do quadro abaixo:

MA	NU	SI	CA	MA
LI	TE	MA	DO	TU
JU	MA	VI	ZO	PU
MA	SI	SI	NE	MA
RA	SA	MA	MI	FI

Circule todas as palavras **MALA** do quadro abaixo:

MALA	JANTAR	MALA	LEITE
ROSTO	MALA	AMOR	COLAR
MALA	LATA	MANTA	FACA
SAMBA	MALA	DIA	PONTE
JANELA	BANCO	MALA	PRATO

ESTIMULAÇÃO DA LINGUAGEM E DA MEMÓRIA — TREINAMENTO PRÁTICO **131**

- ## Circule todas as sílabas QUE do quadro abaixo:

QUE	QUI	TI	GUI	GI	TO
BI	QUE	VA	QUI	LO	CO
JU	FO	QUE	GO	ZE	BU
QUE	FA	PU	FI	QUA	XI
LA	QUE	QUE	GA	DE	TO

- ## Circule todas as palavras QUERO do quadro abaixo:

QUERO	MILHO	QUE	MALHA
BOLA	GOSTO	QUERO	FESTA
VILA	FILHO	RODA	QUERO
PONTO	QUERO	PASTA	GATO
PERA	MALA	QUERO	CANTO

- ## Circule todas as palavras EU do quadro abaixo:

EU	OI	EM	AI
EI	EVA	EU	ETA
OU	UÉ	UI	EU
EU	EU	EI	OU
EU	SEU	EM	ME

RELAÇÕES TEMPORAIS

- **Use C para correto e E para errado**

(   ) Eu limpo meus óculos antes de colocá-los.

(   ) Compramos a passagem depois de tomar o ônibus.

(   ) Servimos o café antes de bebê- lo.

(   ) Tomamos a sopa depois de tê-la esquentado.

(   ) Ele é colocado na prisão antes de ter cometido o roubo.

(   ) Vai-se ao hospital depois do acidente.

(   ) Nós o aplaudimos depois dele cantar.

(   ) Ele ganha na Loto antes de jogar.

(   ) Toma-se o aperitivo depois da refeição.

(   ) Somos adultos antes de sermos crianças.

(   ) Colocamos o açúcar no café depois de termos bebido.

(   ) Nós nos casamos depois do noivado.

(   ) Responde-se uma carta depois de tê-la lido.

(   ) Colhemos antes de ter semeado.

(   ) A condenação acontece antes do julgamento.

(   ) Somos pais antes de sermos avós.

(   ) As frutas estão maduras antes de serem verdes.

(   ) A ceifa acontece antes da vindima.

(   ) Afina-se o violão antes de tocar.

(   ) Colamos um selo antes de enviar uma carta.

(   ) Comemos a sobremesa antes da refeição.

(   ) As ruas ficam molhadas depois de uma tempestade.

(   ) Acendemos o fogo depois de riscar o fósforo.

ESTIMULAÇÃO DA LINGUAGEM E DA MEMÓRIA – TREINAMENTO PRÁTICO

( ) Colocamos cubos de gelo numa bebida depois de bebê-la.

( ) Colocamos a cobertura antes do bolo ser feito.

( ) Cinco vem depois do quatro.

( ) Coloca-se o selo num envelope depois de tê-lo colocado no correio.

( ) Descemos do avião antes da aterrissagem.

( ) O gelo derrete depois que sai do congelador.

( ) Coloca-se o pijama depois de adormecer.

( ) Secamos o corpo depois de tomar banho.

( ) Damos a partida no carro antes de ter entrado.

( ) Coloca-se a capa antes de sair na chuva.

( ) Colocamos as meias antes de calçar os sapatos.

( ) Acendemos a luz quando saímos do quarto.

( ) Tomamos o café da manhã antes de acordar.

( ) Assinamos uma carta antes de tê-la escrito.

( ) Pagamos a passagem antes de viajar de trem.

( ) Lemos o jornal antes de comprá-lo.

( ) Acendemos o fogo depois de riscar o fósforo.

( ) Responde-se a uma carta depois de tê-la lido.

( ) O sorvete derrete após ter saído do congelador.

( ) As ruas ficam molhadas antes da tempestade.

( ) Coloca-se o pijama antes de adormecer.

( ) Acendemos a luz depois de sair da sala.

( ) Desligamos a TV antes de assisti-la.

( ) Penteamos os cabelos antes de lavá-los.

( ) Saímos do cinema antes de assistir o filme.

( ) Comemos bombons quando dá vontade!

■ Organização temporal

A GALINHA

( ) Ela bota um ovo

( ) O pintinho sai da casca

( ) A galinha prepara seu ninho

( ) A galinha choca o ovo

( ) O pintinho quebra a casca

VESTIR-SE

( ) Colocar as meias

( ) Colocar a cueca

( ) Tirar o pijama

( ) Calçar o sapato

( ) Vestir a calça

( ) Colocar a camisa

( ) Abotoar a camisa

O BANHO

( ) Tirar a roupa

( ) Sair da banheira

( ) Enxaguar-se

( ) Vestir-se

( ) Entrar na banheira

( ) Encher a banheira

( ) Ensaboar-se

( ) Enxugar-se

A PESCA

( ) O pescador joga a linha na água

( ) O pescador vai para a beira do rio

( ) O pescador coloca o peixe no cesto

( ) O pescador coloca uma isca no anzol

( ) O pescador retira o peixe da água

( ) O pescador arruma sua vara de pescar

( ) O pescador retira o peixe do anzol

A COSTURA

( ) Escolhe-se a linha e a agulha

( ) Coloca-se a linha na agulha

( ) Pega-se a caixa de costura

( ) Começa-se a costurar

( ) Faz-se um nó na extremidade da linha

( ) Pega-se um bom pedaço de linha

NO RESTAURANTE

(   ) Nós escolhemos o prato no cardápio

(   ) O garçom nos designa uma mesa

(   ) Nós entramos no restaurante

(   ) O garçom nos apresenta o cardápio

(   ) Nós terminamos a refeição com um bom café

(   ) O garçom traz a entrada

(   ) O garçom toma nota do pedido

(   ) Nós tomamos sorvete de sobremesa

(   ) O garçom traz a nota

(   ) Nós saímos no restaurante

(   ) Nós pagamos e deixamos uma boa gorjeta

RESOLVENDO SITUAÇÕES

- **O que você faria se:**

Você não tivesse dinheiro para pagar o táxi porque se esqueceu de levar a carteira? . . . .

Você encontrasse o filho de sua vizinha machucado na rua? . . . .

Você não encontrasse seu carro no estacionamento do *shopping*? . . . .

Se um ladrão assaltasse sua amiga na rua? . . . .

Um desconhecido lhe abordasse na rua pedindo ajuda e lhe contasse a estória mais triste que você já ouviu? . . . .

Um homem que se diz policial lhe diz para acompanhá-lo para prestar um depoimento? . . . .

Faltasse açúcar na hora que você estivesse preparando um café para suas visitas? . . . .

Você encontrasse um celular na areia da praia? . . . .

Se faltasse energia na sua casa durante uma noite de verão escaldante?. . . . . .

Se você ganhasse uma viagem para Nova York, mas fosse o aniversário de 100 anos de sua avó? . . . .

SINÔNIMOS

- **Assinalar a palavra que tem o mesmo significado da palavra escrita à esquerda**

Benefício	vantagem – aprovação – licença
Conferir	tratar – verificar – declarar
Intempestivo	transitório – imprevisto – deliberado
Congregar	felicitar – harmonizar – reunir
Conjuntura	ocasião – projeção – conspiração
Estabilizar	marcar – fixar – criar
Impregnar	espalhar – projetar – penetrar
Obsoleto	oposto – arcaico – impedimento
Reivindicar	tentar – vingar – requerer
Sectarismo	secreto – intolerância – individualismo
Cogitar	imaginar – racionalizar – transformar
Substancial	considerável – natural – substituto
Paradigma	ponto – paradoxal – padrão
Lícito	legal – concessão – injusto
Segregar	parar – afastar – agrupar
Transfigurar	Impressionar – deslocar – alterar
Esparso	rigoroso – espalhado – contraído
Obstinado	inclinado – consternado – persistente

ESTIMULAÇÃO DA LINGUAGEM E DA MEMÓRIA – TREINAMENTO PRÁTICO 139

Moroso	incerto – lento – pesado
Carisma	magnetismo – caridoso – divino
Prepotência	humilhação – submissão – arrogância
Supremacia	extremo – superioridade – projeção
Vanguarda	glória – caráter – dianteira
Premente	prevenir – urgente – prematuro

■ Assinalar a palavra cujo significado difere das demais palavras

Servir	Ajudar	Auxiliar	Empregar
Reformar	Mudar	Reforçar	Modificar
Esparramar	Cambalear	Espalhar	Derramar
Confundir	Misturar	Pedir	Embaralhar
Buscar	Esperar	Procurar	Pesquisar
Ampliar	Combinar	Aumentar	Alargar
Confiar	Acreditar	Crer	Aparecer
Enganar	Aborrecer	Iludir	Burlar
Guiar	Orientar	Apontar	Dirigir
Marcar	Indicar	Assinalar	Ganhar
Programar	Discutir	Planejar	Projetar
Arrumar	Arranjar	Alcançar	Ordenar
Emocionar	Comover	Enviar	Impressionar
Escolher	Dificultar	Optar	Selecionar
Experimentar	Praticar	Tentar	Considerar
Consertar	Ordenar	Reparar	Arrumar
Decidir	Resolver	Determinar	Prever

SINÔNIMOS E ANTÔNIMOS

- **Escreva o sinônimo e o antônimo das palavras abaixo:**

.... afrouxar ....

.... comandar ....

.... sumir ....

.... aprovar ....

.... relaxar ....

.... permitir...

.... confiar ....

.... copiar ....

.... continuar ....

.... diminuir...

.... juntar..

.... esperança ....

.... certeza...

.... variar...

.... suspenso..

SUFIXO

- **Dê palavras terminadas em:**

AR: ....

ER: ....

IR: ....

OR: ....

OU: ....

ÃO: ....

AL: ....

IO: ....

OL: ....

EIRO: ....

ISMO: ....

AGEM: ....

ISTA: ....

ARIA: ....

ITE: ....

ITO: ....

EMA: ....

NTE: ....

EIRA: ....

ADA: ....

TRABALHANDO COM MEDIDAS

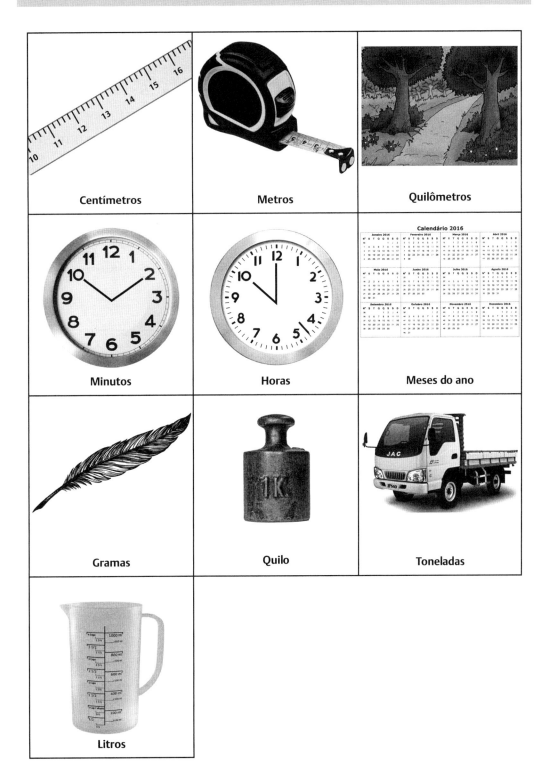

■ Unidades de medidas

Cécile Péguin

Responda as questões sublinhando a resposta correta:

Quanto pesa minha sacola de compras do supermercado: **5** . . . .

metros – minutos – gramas – quilos – centímetros – litros – horas – meses – toneladas – quilômetros

---

Nossa sessão de terapia dura: **50** . . . .

metros – minutos – gramas – quilos – centímetros – litros – horas – meses – toneladas – quilômetros

---

Este envelope pesa: **10**. . . . .

metros – minutos – gramas – quilos – centímetros – litros – horas – meses – toneladas – quilômetros

---

Esta sessão de cinema é de **2** . . . .

metros – minutos – gramas – quilos – centímetros – litros – horas – meses – toneladas – quilômetros

---

Este botijão de gás contém **10** . . . .

metros – minutos – gramas – quilos – centímetros – litros – horas – meses – toneladas – quilômetros

---

Haverá uma parada de **2** . . . . nesta estação

metros – minutos – gramas – quilos – centímetros – litros – horas – meses – toneladas – quilômetros

ESTIMULAÇÃO DA LINGUAGEM E DA MEMÓRIA — TREINAMENTO PRÁTICO

Seu aniversário será daqui a: **6** . . . .

metros – minutos – gramas – quilos – centímetros – litros – horas – meses – toneladas – quilômetros

___

Um caminhão pesa mais ou menos **40** . . . .

metros – minutos – gramas – quilos – centímetros – litros – horas – meses – toneladas – quilômetros

___

Esta folha de papel mede **21** . . . .

metros – minutos – gramas – quilos – centímetros – litros – horas – meses – toneladas – quilômetros

___

São Paulo está a mais de **400** . . . . do Rio de Janeiro

metros – minutos – gramas – quilos – centímetros – litros – horas – meses – toneladas – quilômetros

VERBOS

- **Complete as frases com verbos**

Eu preciso . . . .

Eu queria . . . .

Eu vou . . . .

Esqueci de . . . .

Eu posso . . . .

Eu desisti de . . . .

Sou capaz de . . . .

Eu resolvi . . . .

Lembrei de . . . .

Eu não posso . . . .

Talvez eu . . . .

Apesar da chuva, eu . . . .

Eu tentei . . . .

Aprendi a . . . .

Eu consegui . . . .

Eu esperava . . . .

Eu continuo a . . . .

Eu combinei de . . . .

Eu concordei em . . . .

Eu prefiro . . . .

ESTIMULAÇÃO DA LINGUAGEM E DA MEMÓRIA — TREINAMENTO PRÁTICO 147

Eu comecei a ....

Eu tive que ....

Eu não tenho medo de.................................

Sinto falta de ....

É um pouco complicado ....

É mais fácil ....

Estou economizando para ....

Tenho muitas contas para ....

Nunca proibi meus filhos de ....

Eu tenho vergonha de ....

Estou acostumado a..................................

Ontem saí para ....

Recebi um convite para...............................

Ontem não tive tempo de ....

Ana passa o dia inteiro sem ....

Está na hora de ....

Tomei coragem e...................................

Ano passado voltei a ....

Preciso parar de ....

Tenho prazer em ....

Eu me acostumei a ....

Terminei de.......................................

Minha esposa (marido) me ajuda a. . . . .

Não tivemos tempo para . . . .

Tenho dificuldade de. . . . .

Tenho facilidade para . . . .

Que bom que você não. . . . .

Sem óculos eu não consigo . . . .

Ele não sabia que iria . . . .

Você não precisa. . . . .

Quantos irmãos você . . . . ?

Ele se ofereceu para me. . . . .

Sonhei que estava . . . .

Eu continuei a. . . . .

Eu me cansei de . . . .

Ele quis me ajudar a . . . .

Se eu pudesse, eu . . . .

Eu me comprometi a . . . .

Ela perdeu a hora porque o alarme não . . . .

Deixei meu carro na oficina para. . . . .

Fiz uma pergunta para o professor, mas ele não me . . . .

Nas férias, para onde você pretende . . . . ?

Aposto que você vai . . . .

Não vou sair hoje porque parece que vai. . . . .

ESTIMULAÇÃO DA LINGUAGEM E DA MEMÓRIA — TREINAMENTO PRÁTICO

Eu já avisei para você não . . . .

A melhor coisa que eu posso fazer por mim é . . . .

Eu incentivo meu/minha esposo/esposa a . . . .

O governo brasileiro precisa de . . . .

Os elogios me deram ânimo para . . . .

Esta música me inspira a . . . .

Quando criança eu sabia. . . . .

Cristina gosta muito de pizza, mas o médico a . . . .

Eles vão ter que deixar a casa onde . . . .

Fiquei tão surpresa que quase não . . . .

Estou muito atarefada, por isso meus amigos se dispuseram a me . . . .

Ela tinha a intenção de . . . .

Tudo que você tem que fazer é . . . .

Coloquei um *band-aid* no machucado para . . . .

Segurei a mão dele antes que ele . . . .

Expliquei aos alunos porque eles não podem . . . .

O filme era tão chato que eu resolvi . . . .

Algumas pessoas precisam de silêncio absoluto para poderem . . . .

Quanto tempo ainda tenho que. . . . . ?

Usamos cinto de segurança no carro para nos. . . . .

É surpreendente o que alguns robôs modernos podem . . . .

Depois de correr 20 km o maratonista não conseguia nem se . . . .

O armário está tão bagunçado que contratei alguém para. . . . .

Depois que André terminou seu doutorado todas as portas se . . . .

Quando você vai poder me. . . . . ?

Esta pesquisa é bem complexa. Quanto tempo você precisa para . . . . ?

Temos bons filmes em cartaz neste fim de semana. Espero poder . . . .

Quando eu viajar, eu . . . .

Carlos ganhou duas camisas e quer usar uma delas hoje, mas não sabe qual delas . . . .

Vanda estudou Francês na escola, mas não completou o curso. Por isso, hoje ela não. . . . .

Ana organizou a lista para o amigo oculto de Natal, mas Ângela não quis . . .

Jorge perguntou a Clara o que ela queria de aniversário, mas, como ela queria uma surpresa, ela não . . . .

Telefonei para Clarice no aniversário dela para. . . . .

Que tipo de árvore você já . . . . ?

Que tipo de livro você gosta de . . . . ?

Que tipo de comida você gosta de. . . . . ?

Que tipo de bebida você gosta de . . . . ?

Que tipo de filme você. . . . . ?

Que presente você prefere . . . . ?

Que tipo de jogo você sabe. . . . . ?

Quais os esportes que você já . . . . ?

Que tipo de esporte você gosta de . . . . ?

ESTIMULAÇÃO DA LINGUAGEM E DA MEMÓRIA — TREINAMENTO PRÁTICO **151**

Que tipo de restaurante você . . . . ?

Que tipo de coisa você não gosta de . . . . ?

Que tipo de coisa te . . . . ?

Que tipo de musica você . . . . ?

Que tipo de trabalho você não . . . . ?

Que tipo de instrumento você . . . . ?

Que tipo de revista você gosta de . . . . ?

Que tipo de vinho você prefere . . . . ?

Que tipo de programa de TV você prefere . . . . ?

Que tipo de cidade você prefere para. . . . . ?

- **Complete as frases com os verbos em destaque**

PENSAR – LEMBRAR-SE – PREOCUPAR-SE – ESTUDAR

Ela . . . . da abertura dos Jogos Olímpicos.

Dona Jandira . . . . quando sua filha demora a chegar.

Esta mulher . . . . a vida dos mamíferos.

Vocês deveriam . . . . antes de dar uma resposta.

RABISCAR – INSCREVER-SE – REDIGIR – COPIAR

A menininha . . . . na folha de papel.

Ela . . . . palavra por palavra do texto.

Quando é preciso . . . . para poder participar da seleção?

O jornalista . . . . o artigo sobre a fome no mundo.

TOMAR CONTA – ASSISTIR – EXAMINAR – OBSERVAR

O médico .... o doente.

José .... a televisão todas as noites.

Ela .... das crianças que estão na piscina.

O pesquisador .... uma célula no microscópio.

ESTIMULAÇÃO DA LINGUAGEM E DA MEMÓRIA — TREINAMENTO PRÁTICO   153

- **Evocação de verbos**

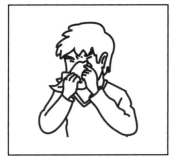
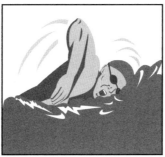
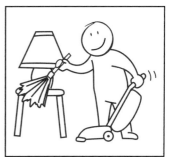

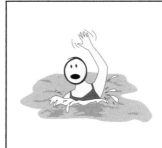
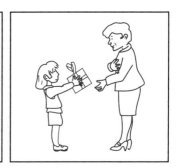
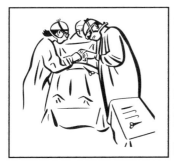

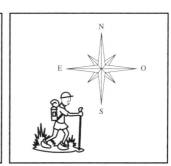
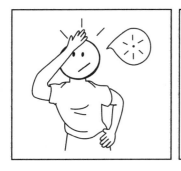
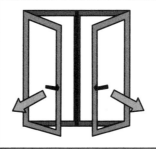
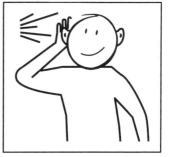

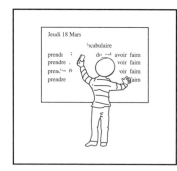 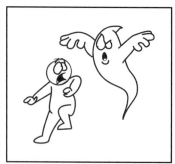 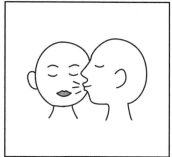
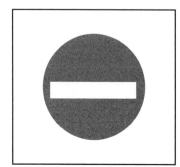 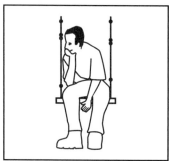 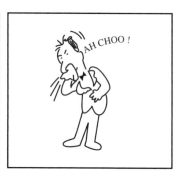
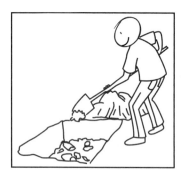 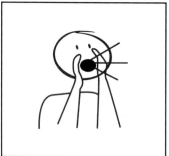 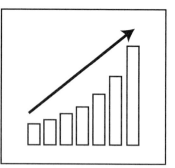
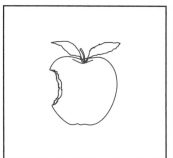 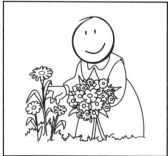 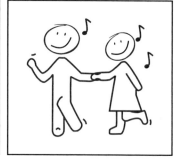

ESTIMULAÇÃO DA LINGUAGEM E DA MEMÓRIA — TREINAMENTO PRÁTICO   155

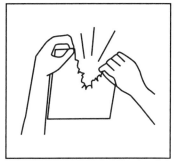 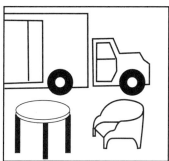 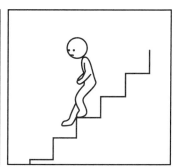
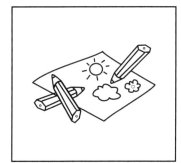 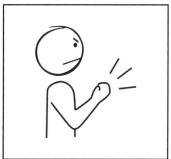 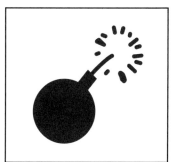
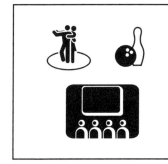 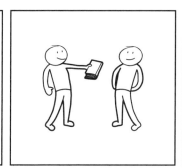 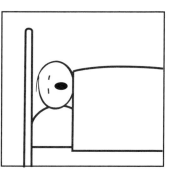
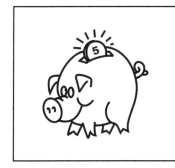 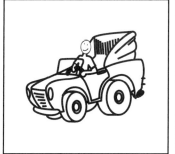 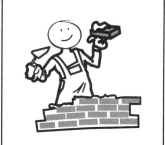

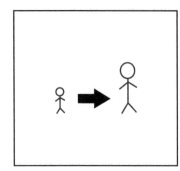 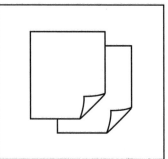 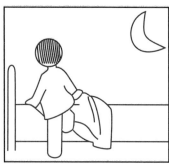
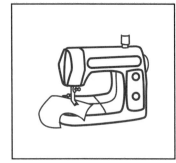 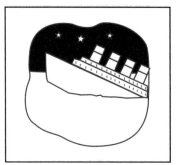 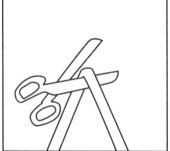
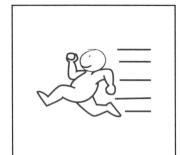 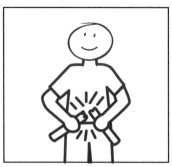 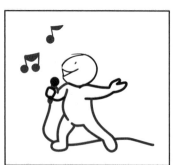
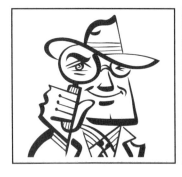  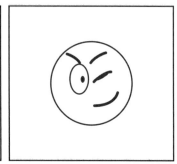

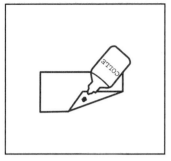 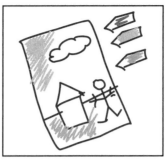 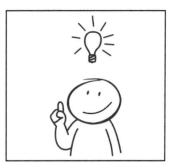
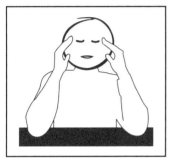 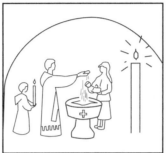 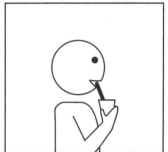
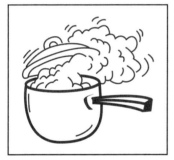 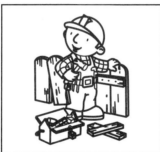 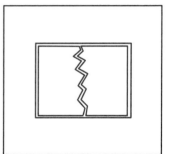
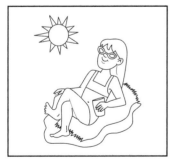 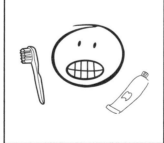 

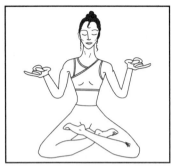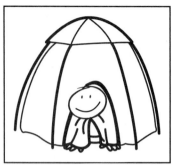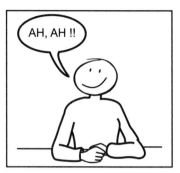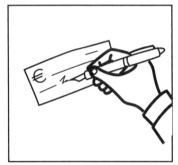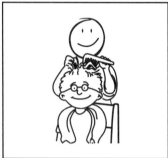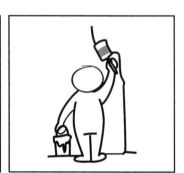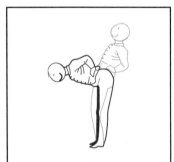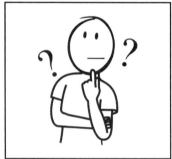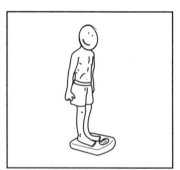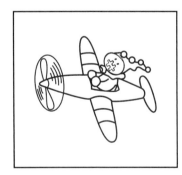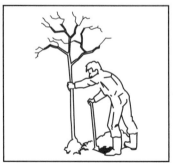

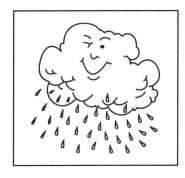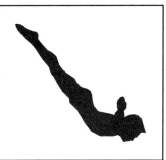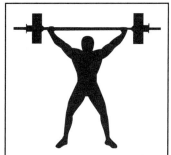
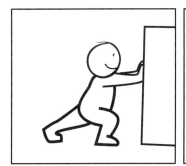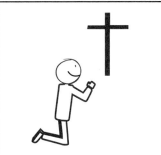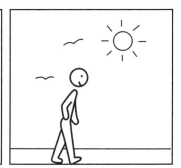
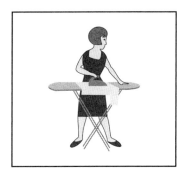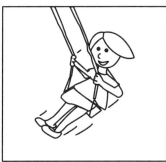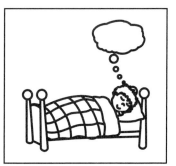
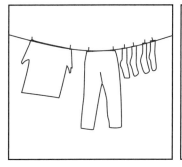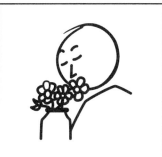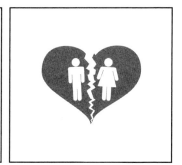

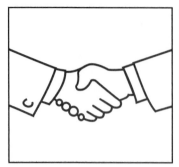 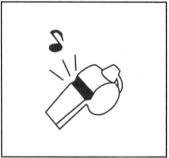 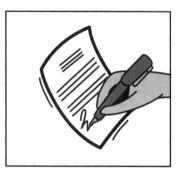
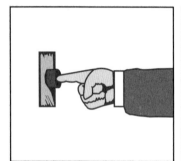 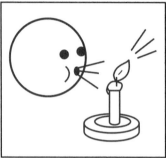 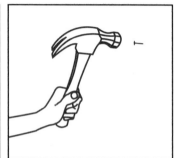
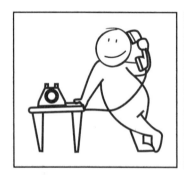 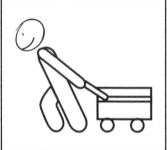 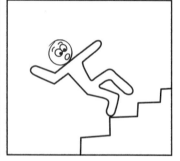
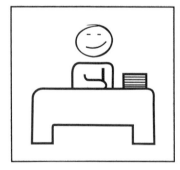 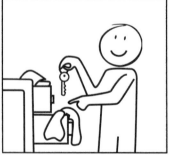 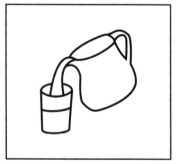

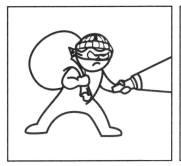 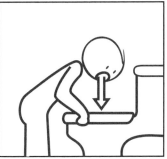 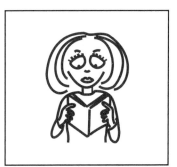
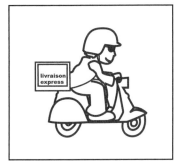 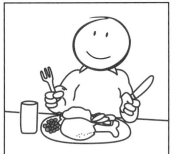 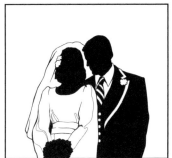
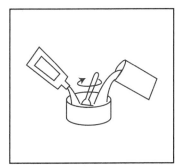 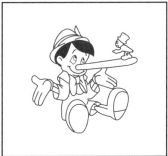 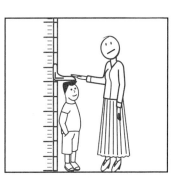
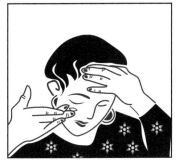 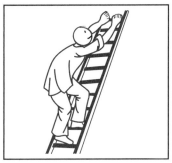 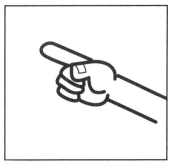

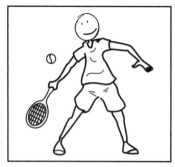 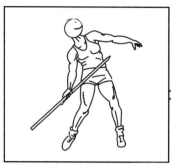 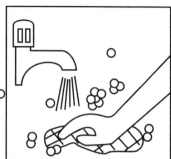
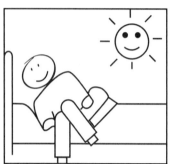 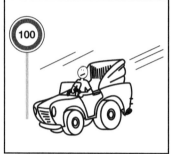 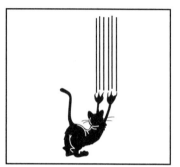
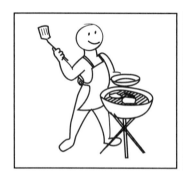 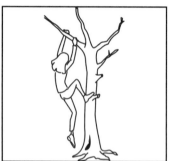 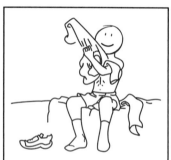
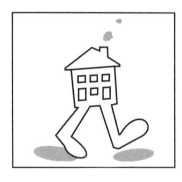 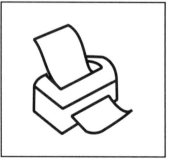 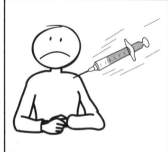

ESTIMULAÇÃO DA LINGUAGEM E DA MEMÓRIA — TREINAMENTO PRÁTICO 163

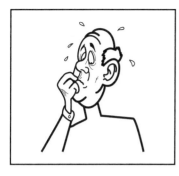
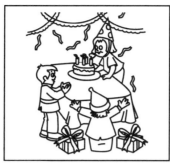
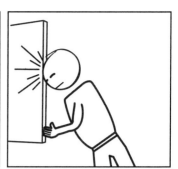
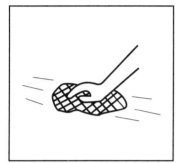
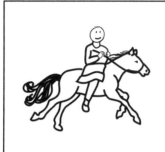
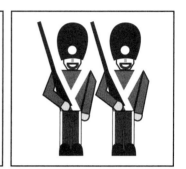
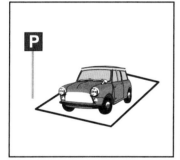
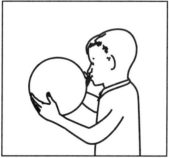
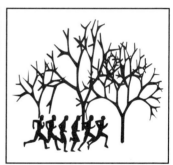
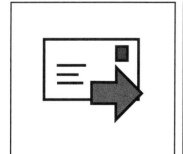
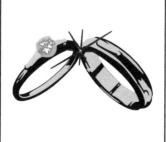
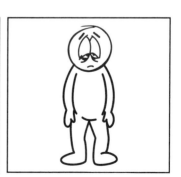

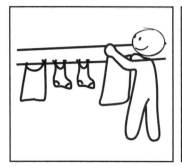 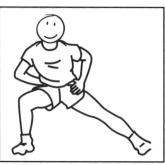 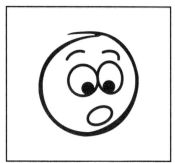
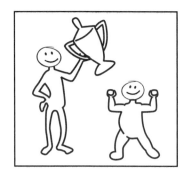 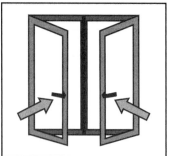 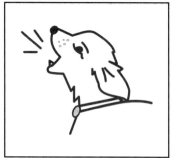
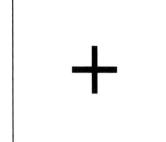  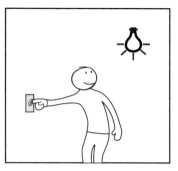
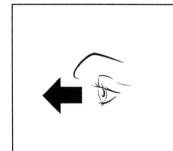 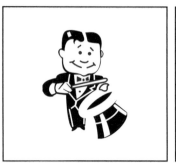 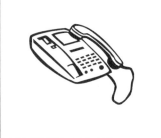

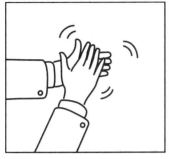
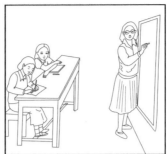
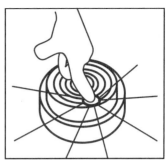
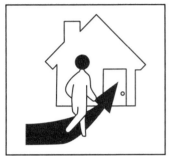
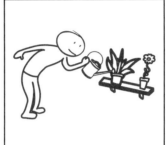
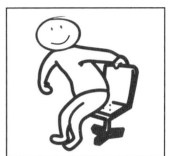

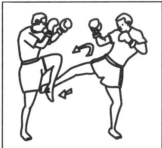
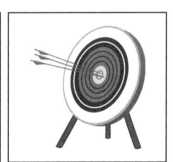
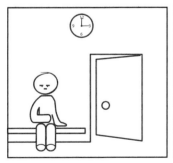
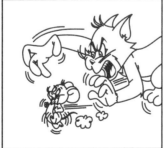
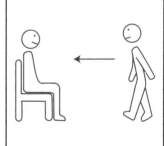

VERDADEIRO OU FALSO

■ Frases verdadeiras (v) ou falsas (f) segundo o leitor

Eu uso óculos (   )

Eu moro em Cascadura (   )

Eu sou aposentado (   )

Eu moro no campo (   )

Gosto de música (   )

Hoje estou vestindo uma calça comprida (   )

Tenho cabelos compridos (   )

Tem uma letra – A – no meu nome (   )

No meu quarto tem um tapete (   )

Eu tenho menos de 50 anos (   )

Eu gosto de chocolate (   )

Tenho olhos azuis (   )

Tenho mais de 60 anos (   )

Tenho um carro (   )

Gosto de andar (   )

Sou um homem (   )

Gosto de ver televisão (   )

Nasci em janeiro (   )

Nasci em julho (   )

Gosto de filmes policiais (   )

ESTIMULAÇÃO DA LINGUAGEM E DA MEMÓRIA — TREINAMENTO PRÁTICO

Moro no centro da cidade (   )

Eu toco música (   )

Tenho um irmão (   )

Tem uma letra – E – no meu nome (   )

No meu quarto tem um armário (   )

Tenho cabelos castanhos (   )

Nasci em dezembro (   )

Minha cor preferida é o rosa (   )

Faço natação (   )

Gosto de batatas fritas (   )

Gosto de espinafre (   )

Tenho 60 anos (   )

Gosto de tricotar (   )

Nasci em novembro (   )

Nasci em abril (   )

Tenho cabelos curtos (   )

Escrevo com a mão direita (   )

Minha cor preferida é o amarelo (   )

Gosto de jogar cartas (   )

Nasci no Brasil (   )

Tenho menos de 80 anos (   )

Já viajei de navio (   )

Faço jardinagem ( )

Meus cabelos são loiros ( )

Tenho olhos negros ( )

Tenho um cachorro ( )

Não tenho filhos ( )

No meu quarto tem um espelho ( )

Tenho um gato ( )

Tenho olhos verdes ( )

Gosto de filmes de aventura ( )

Gosto de pintura ( )

Gosto de artesanato ( )

Já tomei um trem ( )

Eu costuro ( )

Tenho mais de 40 anos ( )

Nasci em setembro ( )

Escrevo com a mão esquerda ( )

Gosto de ler ( )

Minha cor preferida é o vermelho ( )

Gosto de queijo ( )

Meus cabelos são cacheados ( )

Gosto de programas de variedades ( )

Tenho vários filhos ( )

ESTIMULAÇÃO DA LINGUAGEM E DA MEMÓRIA – TREINAMENTO PRÁTICO 169

Tem a letra – I – no meu sobrenome (   )

Uso muito o telefone (   )

Minha cor preferida é o verde (   )

Sou ruiva (   )

Gosto de ovo (   )

Nasci em março (   )

Eu tenho peixes num aquário (   )

Faço palavras cruzadas (   )

Gosto da montanha (   )

Tenho uma irmã (   )

Tem um – A – no meu sobrenome (   )

Nasci em agosto (   )

Minha cor preferida é o azul (   )

Gosto dos pássaros (   )

Gosto de dançar (   )

Estou vestindo uma saia (   )

Tenho olhos castanhos (   )

Nasci em fevereiro (   )

Gosto de sopa (   )

Já viajei de avião (   )

Eu sou uma mulher (   )

Nasci em junho (   )

Moro num apartamento (   )

Gosto de comédias (   )

Gosto do mar (   )

Gosto de ouvir rádio (   )

Minha cor preferida é o branco (   )

Nasci em maio (   )

Tem uma escrivaninha no meu quarto (   )

Tenho um vídeo (   )

Sou alto (   )

Costumo caminhar aos domingos (   )

Gosto do outono (   )

Sinto muito frio nos pés (   )

Gosto de poesia (   )

Gosto de cozinhar (   )

Tenho um neto (   )

ESTIMULAÇÃO DA LINGUAGEM E DA MEMÓRIA – TREINAMENTO PRÁTICO

RESPOSTAS

PÁGINA 1

ENCONTRE A PALAVRA COM AJUDA DA DEFINIÇÃO
Galinha – Cinema – Sorriso – Casa – Cachorro – Piratas – Multa – Fogão – Narinas – Recente – Morno – César – Atenção Andorinha – Rugas – Rosa – Mapas – Linha – Magia – Chave – Ídolo – Vinho – Pedra – Senha – Pagão – União – Museu – Caixa – Divino – Guerra – Jornal – Sigilo – Sapato – Sereia – Escudo – Igreja – Cilada – Cometa – Código – Capela – Milagre – Máscara – Planeta – História

PÁGINA 5

ANALOGIAS
Lido – Dever – Curo – Creio – Manda – Modo – Mate – Capa – Alga – Cada – Cato – Bardo

PÁGINA 7

ASSOCIAÇÃO
NUMERE AS PALAVRAS DA DIREITA QUE CORRESPON-
DAM ÀS PALAVRAS DA ESQUERDA
1 – Vaso – Chuveiro – Box – Banheira
2 – Cama – Armário – Escrivaninha
3 – Fogão – Pia – Geladeira – Freezer – Micro-ondas
4 – Sofá – Poltrona – Mesinha – Televisão – Aparelho de som
5 – Mesa – Cadeiras – Bufê
6 – Rede – Plantas – Espreguiçadeira

PÁGINA 8

ASSOCIAÇÃO
DIA 22 DE DEZEMBRO É VERÃO
Tempestade – Carnaval – Calor – Sol – Ventilador – Mosquitos – Natal – Praia – Chuva

PÁGINA 8

ASSOCIAÇÃO
DIA 21 DE JUNHO É INVERNO
São Pedro – Lenha – Cobertor – Xale – Chá – Lareira – Neve – Esqui – Gorro de Lã – Vento – Geleiras – Chuva

PÁGINA 10

ASSOCIAÇÃO DE VERBOS
3 – 9 – 13 – 1 – 7 – 14 – 4 – 2 – 5 – 6 – 15 – 10 – 8 – 11 – 17 – 16 – 12

PÁGINA 10

ASSOCIAÇÃO DE VERBOS
4 – 17 – 13 – 10 – 6 – 11 – 16 – 5 – 8 – 1 – 7 – 2 – 3 – 14 – 9 – 12 – 15

PÁGINA 22

ACHE AS 10 PALAVRAS INICIADAS COM A LETRA A
América – Acordar – Alado – Asa – Abraçar – Adora –
Antena – Astro – Arroz – Alface

PÁGINA 23

ACHE AS 10 PALAVRAS INICIADAS COM A LETRA B
Bastão – Brota – Baixo – Bocejo – Bomba – Boné –
Beliche – Branco – Bota – Bebo

PÁGINA 24

ACHE AS 10 PALAVRAS INICIADAS COM A LETRA C
Caixa – Costa – Crosta – Camelo – Canudo – Ceia – Coca –
Cravo – Cinema – Caroço

PÁGINA 25

ACHE AS 10 PALAVRAS INICIADAS COM A LETRA D
Dúvida – Domingo – Dor – Dias – Doca – Dois – Dado –
Dedo – Dente – Dever

PÁGINA 26

ACHE AS 10 PALAVRAS INICIADAS COM A LETRA E
Elefante – Eco – Elite – Esmeralda – Escola – Escrever –
Eter – Elétrico – Estojo – Ema

PÁGINA 27

ACHE AS 10 PALAVRAS INICIADAS COM A LETRA F
Festa – Farol – Futebol – Fósforo – Fruta – Fim – Família –
Fonte – Forno – Fatal

PÁGINA 28

ACHE AS 10 PALAVRAS INICIADAS COM A LETRA G
Gravata – Garoto – Gole – Garra – Gola – Grudar – Gota –
Garfo – Gangorra – Gema

PÁGINA 29

ACHE AS 8 PALAVRAS INICIADAS COM A LETRA H
História – Hinos – Horário – Harmonia – Hoje – Hora –
Homem – Higiene

PÁGINA 30

ACHE AS 10 PALAVRAS INICIADAS COM A LETRA I
Índio – Ilha – Igual – Inteiro – Imagem – Idade – Item –
Idoso – Ir – Igreja

PÁGINA 31

ACHE AS 10 PALAVRAS INICIADAS COM A LETRA J
Janela – Jogo – Jardim – Jato – Jeito – Justo – Jóia – Jantar –
Joelho – Jornal

PÁGINA 32

ACHE AS 10 PALAVRAS INICIADAS COM A LETRA L
Limão – Luz – Leve – Lua – Lobo – Leite – Língua – Loto –
Lei – Lê

ESTIMULAÇÃO DA LINGUAGEM E DA MEMÓRIA – TREINAMENTO PRÁTICO **173**

PÁGINA 33
ACHE AS 12 PALAVRAS INICIADAS COM A LETRA M
Mulher – Mãe – Moça – Mia – Mimo – Mala – Miolo – Milho – Mestre – Mamão – Mula – Mosquito

PÁGINA 34
ACHE AS 10 PALAVRAS INICIADAS COM A LETRA N
Nuvem – Noite – Namoro – Neto – Navio – Noiva – Nabo – Ninho – Número – Nascer

PÁGINA 35
ACHE AS 10 PALAVRAS INICIADAS COM A LETRA O
Ordem – Orgão – Óleo – Organismo – Ônibus – Osso – Oculto – Ombro – Ontem – Olé

PÁGINA 36
ACHE AS 10 PALAVRAS INICIADAS COM A LETRA P
Palco – Panela – Pastor – Ponte – Poderoso – Pano – Polícia População – Promessa – Pai

PÁGINA 37
ACHE AS 8 PALAVRAS INICIADAS COM A LETRA Q
Querido – Queixo – Queijo – Quebrar – Quase – Quatro – Quiabo – Quilo

PÁGINA 38
ACHE AS 10 PALAVRAS INICIADAS COM A LETRA R
Rico – Risada – Rabanete – Rei – Roupa – Raiz – Reza – Rouco – Razão – Ritual

PÁGINA 39
ACHE AS 10 PALAVRAS INICIADAS COM A LETRA S
Sociedade – Sócio – Sinal – Sede – Subida – Sino – Sul – Salada – Sal – Susto

PÁGINA 40
ACHE AS 10 PALAVRAS INICIADAS COM A LETRA T
Tempero – Tempo – Troco – Tomate – Tampa – Torta – Tabela – Torcida – Tecido – Taça

PÁGINA 41
ACHE AS 10 PALAVRAS INICIADAS COM A LETRA U
Um – Umidade – Único – Universo – Uva – Urbano – Urso – Útil – Uso – Uma

PÁGINA 42
ACHE AS 10 PALAVRAS INICIADAS COM A LETRA V
Véu – Vida – Verdade – Vermelho – Vassoura – Vestido – Vinho – Vara – Vaca – Vila

PÁGINA 43
ACHE AS 8 PALAVRAS INICIADAS COM A LETRA X
Xarope – Xícara – Xampu – Xale – Xerox – Xará – Xodó – Xadrez

PÁGINA 44

ACHE AS 8 PALAVRAS INICIADAS COM A LETRA Z
Zangado – Zero – Zagueiro – Zonzo – Zebra – Zinco – Zona – Zumbido

PÁGINA 46

CÁLCULOS
20 Ovos – 300 g de Manteiga – 1500 g de Chocolate – 250 g de Farinha – 500 g de Açucar – 2 1/2 de Leite – 2 1/2 Saquinho de Levedura

PÁGINAS 66 e 67

RESPONDA
Clareira – Camarim – Estetoscópio – Rédeas – Domador – Orquestra – Arco – Forno – Eclipse total do sol – Ponteiros – Broca – Acelerador – Serrote – Pincel – Nicho – Piano de cauda – Cabeceira – Lixa – Chave de fenda – Acetona – Esquadro – Tecla – Regador – Cronômetro – Coral – Corda – Martelo – Península – Cobra – Sol – Osso – Bandeira – Farol – Ferro – Ralo – Gargalo – Guarda-Chuva

PÁGINA 121

PROFISSÕES E IMAGENS
Babá – Carteiro – Astronauta – Dentista – Bailarina – Cozinheira – Bombeiro – Marceneiro – Médica – Veterinária – Pedreiro – Policial – Músico – Mecânico – Pintor – Garçom – Enfermeira – Secretária – Costureira – Químico – Soldado – Professora – Arquiteto – Varredor – Gari – Bancário – Cantora – Padeiro – Atleta – Taxista – Telefonista – Juiz – Fotógrafo – Aviador

PÁGINA 138

SINÔNIMOS
Vantagem – Verificar – Imprevisto – Reunir – Ocasião – Fixar – Penetrar – Arcaico – Requerer – Intolerância – Imaginar – Considerável – Padrão – Legal – Afastar – Alterar – Espalhado – Persistente – Lento – Magnetismo – Arrogância – Superioridade – Dianteira – Urgente

PÁGINA 140

SINÔNIMOS
Empregar – Reforçar – Cambalear – Pedir – Esperar – Combinar – Aparecer – Aborrecer – Apontar – Ganhar – Discutir – Alcançar – Enviar – Dificultar – Considerar – Ordenar – Prever

ESTIMULAÇÃO DA LINGUAGEM E DA MEMÓRIA — TREINAMENTO PRÁTICO **175**

PÁGINA 141 SINÔNIMOS E ANTÔNIMOS
Soltar e apertar
Liderar e obedecer
Desaparecer e aparecer
Aceitar e desaprovar
Soltar e tensionar
Deixar e proibir
Crer e desconfiar
Imitar e criar
Seguir e parar
Reduzir e aumentar
Unir e separar
Expectativa e desesperança
Convicção e dúvida
Diversificar e repetir
Elevado e abaixado

PÁGINAS 153-165 EVOCAÇÃO DE VERBOS

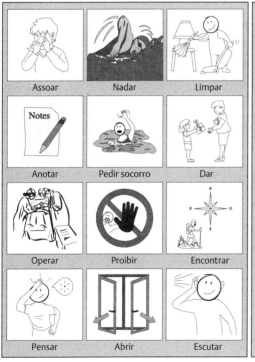
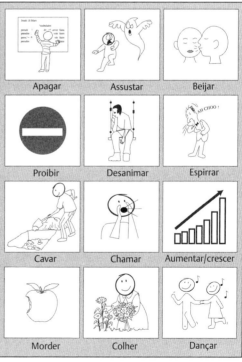

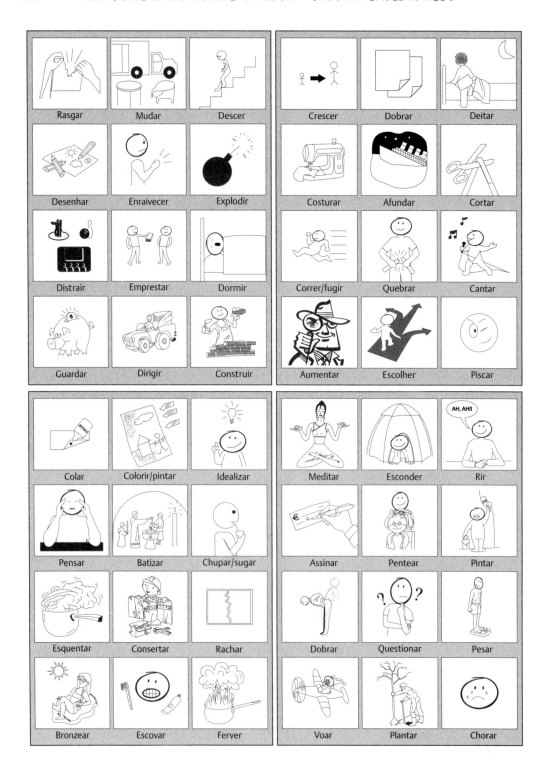

ESTIMULAÇÃO DA LINGUAGEM E DA MEMÓRIA — TREINAMENTO PRÁTICO 177

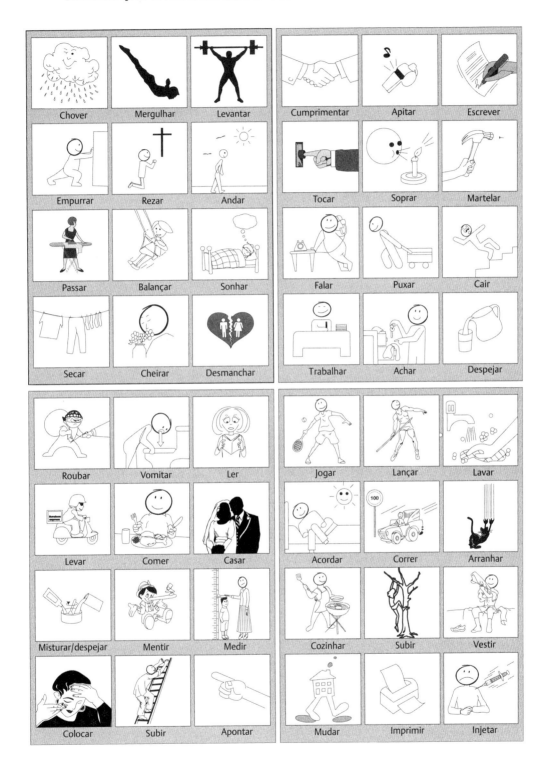

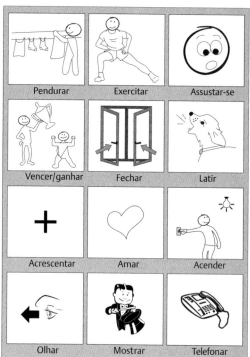
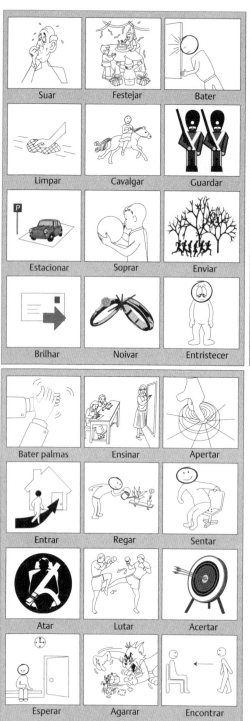